中国康复医学会　中国学生营养与健康促进会

关爱儿童康复科普丛书

主审：田 伟　总策划：郑鹏远　总主编：汤有才　李 哲

儿童脊柱侧弯
早期识别与康复指导

名誉主编　黄文生　本册主编　解 益　董安琴

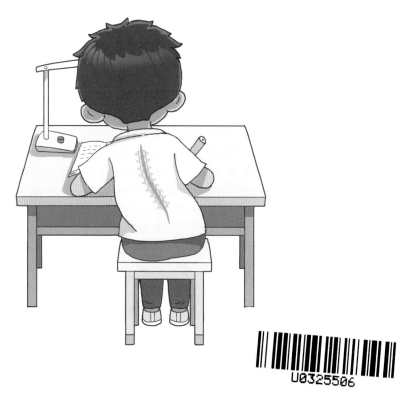

郑州大学出版社

U0325506

图书在版编目(CIP)数据

儿童脊柱侧弯早期识别与康复指导/解益，董安琴主编. — 郑州：
郑州大学出版社，2023.9
（关爱儿童康复科普丛书/汤有才，李哲总主编）
ISBN 978-7-5645-3440-0

Ⅰ.①儿… Ⅱ.①解… ②董… Ⅲ.①小儿疾病–脊柱畸形–诊疗
Ⅳ.①R726.2

中国国家版本馆 CIP 数据核字（2023）第 139251 号

儿童脊柱侧弯早期识别与康复指导
ERTONG JIZHU CEWAN ZAOQI SHIBIE YU KANGFU ZHIDAO

策划编辑	陈文静	封面设计	苏永生
责任编辑	吕笑娟	版式设计	苏永生
责任校对	张 楠	责任监制	李瑞卿

出版发行	郑州大学出版社	地　　址	郑州市大学路 40 号（450052）
出版人	孙保营	网　　址	http://www.zzup.cn
经　销	全国新华书店	发行电话	0371-66966070
印　刷	河南文华印务有限公司		
开　本	710 mm×1 010 mm　1/16		
印　张	7.75	字　　数	129 千字
版　次	2023 年 9 月第 1 版	印　　次	2023 年 9 月第 1 次印刷

书　号	ISBN 978-7-5645-3440-0	定　价	56.00 元

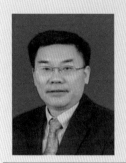

汤有才,医学博士、教授、主任医师,博士研究生导师。郑州大学第五附属医院副院长、郑州大学康复医学系副主任、郑州大学康复医院院长。中国康复医学会医康融合工作委员会副主任委员、中国康复医学会营养与康复专业委员会副主任委员;享受河南省政府特殊津贴。《中华健康管理学杂志》及《中国微生态学杂志》编委,J Nutr 和 Mol Med 等 20 余个国际杂志审稿人。

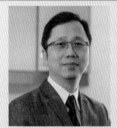

黄文生,博士、教授,博士研究生导师。香港理工大学生物医学工程学系副主任。国际假肢和矫形学会科学委员会主席、国际假肢和矫形学会香港学会副会长。发表论文 220 余篇。研究方向为脊柱侧弯、脊柱矫形器、脆性骨折的预防、步态和姿势分析等。

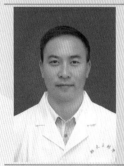

解益,博士,郑州大学第五附属医院康复医院康复工程科主任、河南省康复医学工程研究中心执行负责人、河南省脊柱侧弯康复诊疗中心执行负责人。中国康复医学会康复辅具应用专业委员会科普委员会主任委员、白求恩精神研究会康复医学分会副会长。发表论文 30 余篇,发明专利 2 项、新型实用专利 5 项,主持和参与省级课题 5 项、参与国家自然科学基金项目 2 项。

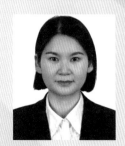

董安琴,博士、副教授、副主任治疗师,硕士研究生导师。中国康复医学会手功能康复专业委员会副主任委员、河南省康复医学会作业治疗分会主任委员。发表论文 45 篇,主持国家重点研发计划"主动健康和老龄化科技应对"子课题项目 3 项,主持省级、市级、厅级科研课题 11 项,参与国家自然科学基金项目 2 项。Developmental Neurorehabilitation 等 SCI 杂志审稿专家。

作者名单

名誉主编　黄文生

主　　编　解　益　董安琴

副主编　李腾霖　金兵站

编　　委　（按姓氏笔画排序）

王　谦　王叙锦　刘　巍

李继萍　杨作辉　吴会东

时丽娜　范起萌

前言

根据流行病学统计,2022 年我国中小学生脊柱侧弯发生率为 1% ~3%,侧弯人数已经超过 500 万,并以每年 30 万左右的速度递增。发病的高峰期是 13 ~15 岁,女孩多于男孩,脊柱侧弯已成为继肥胖、近视后危害我国儿童及青少年健康的第三大"杀手"。脊柱侧弯是一种进展性脊柱疾病,一旦存在,就很难自动好转,只会保持不变甚至不断加重。如果你发现孩子站立时姿势不对称、双肩不等高,就像影视人物"刘罗锅"一样,或者有穿衣时领口不对称、弯腰时两侧肩胛骨高低不等、从后面看后背左右不平等情况,那说明孩子很有可能得了脊柱侧弯。本病发病初期不会有明显的症状或者疼痛,所以很容易被孩子和家长忽视。绝大多数脊柱侧弯在青少年生长高峰期内(10 岁以后)进展最快,在骨骼发育成熟后发展明显减慢。如果脊柱侧弯早期得不到恰当的治疗,会对孩子外观造成影响,出现"剃刀背"、胸廓发育畸形,久站久坐后容易出现腰背酸痛;进一步发展可能出现心、肺方面的问题,导致呼吸困难和进食困难,部分患儿还可能出现下肢麻木、肌肉萎缩,重者可能出现截瘫。

由此可见,脊柱侧弯危害极大。本书分为病例篇、检查篇、治疗与康复篇,从 3 个方面详细介绍脊柱侧弯,以临床工作中真实病例为切入点,详细分析每个病例的特点和脊柱侧弯儿童的症状、治疗方法及康复指导。编写团队由临床一线及专业康复技术人员组成,既传承了医学专业的科学性和严谨性,又兼顾了大众科普的可读性与通俗性,做到了图文并茂、深入浅出,以帮助各位家长对于孩子出现脊柱侧弯做到早发现、早治疗。书后还附有脊柱侧弯患儿医疗救助相关资源。

本书适合脊柱侧弯患儿家长、科学研究学者、康复从业人员阅读。希望能真真切切地为脊柱侧弯患儿家庭提供相关帮助，为患儿家庭减轻经济负担。由于医学的快速发展，书中存在疏漏及不足之处在所难免，还望广大读者批评斧正。

编者

2023 年 9 月

目录

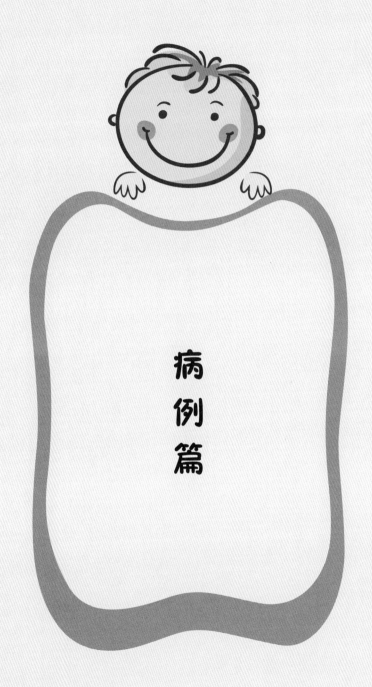

病例篇

一 双肩不等高——早发现早治疗效果好

（一）病例呈现

陈××,11岁,女,汉族。1周前家长带孩子游泳,发现孩子双肩不等高,遂至医院就诊,拍摄全脊柱正、侧位 X 射线片,结果提示胸椎及腰椎侧弯。门诊以"脊柱侧弯"收治入院。患儿来院时,神志清,精神一般,饮食可,睡眠可,大、小便正常,近期体重无明显减轻。专科查体:①胸腰段右凸明显,科布角(Cobb 角)约 30°(Cobb 角为评价脊柱侧弯角度的专业标准)。②脊柱侧弯节段椎旁肌群紧张,翼状肩,胸、腰椎活动受限,左肩低,右肩高,胸腰背部椎旁轻压痛,无明显叩击痛。X 射线片提示特发性脊柱侧弯。

初步诊断:脊柱侧弯。

（二）知识点

1. 什么是脊柱侧弯?

脊柱侧弯俗称脊柱侧凸,是一种脊柱的三维结构畸形。正常人的脊柱从后面看应该是一条直线,并且躯干两侧对称,而脊柱侧弯患者的脊柱一个或多个节段的椎体会偏离身体中线,向侧方弯曲,从正面看两侧肩膀不等高。有些椎体会发生旋转,从侧面看后背凸出或者腰部前凸,或者身体看着很笔直。通常来讲,如果正位片上发现脊椎向一侧倾斜大于 10°就可诊断为脊柱侧弯。

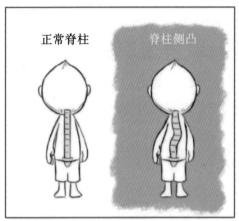

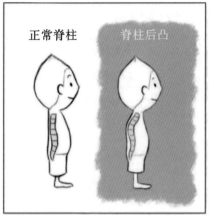

正常和异常脊柱后面观及侧面观

2. 如何及时发现脊柱侧弯?

临床上有很多前来就诊的脊柱侧弯患者,起初他们并不知道自己已经出现了脊柱侧弯。有的是因为肺部疾病需要拍胸部 X 射线片,通过这张胸片,发现脊柱发生侧弯;有的是洗澡或者穿紧身衣时,发现两侧肩膀不等高或者一侧肩胛骨翘起,才想到要找骨科医生检查。

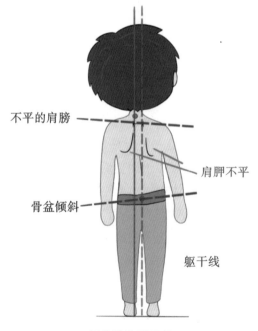

不平的肩膀

肩胛不平

骨盆倾斜

躯干线

异常脊柱后面观

那么,怎么才能更好地发现或者检查孩子有无脊柱侧弯呢? 家长们平时要多留意孩子的体态,看看孩子写作业能不能维持好的姿势,站立时有没有驼背、肚子往前顶(骨盆前倾)的情况。另外,平时多观察孩子的脊柱,可利用孩子洗澡的机会观察脊柱的变化。当然,也可以用"六步检查法"对孩子进行筛查,具体方法见检查篇"自我筛查"部分。

3. 脊柱侧弯的年龄分期指什么?

在孩子的生长发育过程中发生的、找不到明确原因的脊柱侧弯,称为特发性脊柱侧弯。特发性脊柱侧弯根据在不同年龄阶段的发生发展特点,分为 4 个年龄阶段:幼儿期侧弯(3 岁前)、少年期侧弯(4～10 岁)、青年期侧弯(11～18 岁),以及成人期侧弯(20 岁以后)。也就是说,任何年龄段都有可能发生脊柱侧弯,特别需要提到的是,女孩 10～12 岁、男孩 12～14 岁是孩子成长过程中的两个生长高峰期,在此期间如果发生脊柱侧弯,未及时发现,脊柱侧弯进展的风险就会比较大。

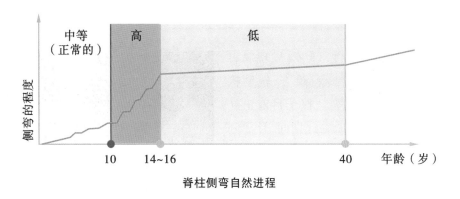

脊柱侧弯自然进程

4. 科布角是什么?

脊柱侧弯的严重程度通常采用科布(Cobb)法评估,使用标准站立拍摄的全脊柱正位 X 射线片,测量出的侧弯角度为 Cobb 角,Cobb 角<10°视为正常变异,不影响功能;Cobb 角≥10°定义为脊柱侧弯。

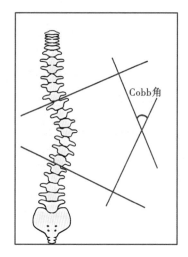

科布(Cobb)法评估示意

（三）病例分析

本例患儿,女性,11 岁,发现双肩不等高 1 周,结合专科检查、辅助检查,诊断为脊柱侧弯。孩子目前正处于生长发育高峰期,在此期间,脊柱侧弯恶化的风险很大,如果不能及时控制,侧弯角度很可能在短时间内增大几十度。同时这个时期也是治疗脊柱侧弯的黄金时期,孩子的肌肉、骨骼可塑性较强,也较配合医生的治疗,容易获得令人满意的治疗效果。所以这位家长在发现孩子双肩不等高后及时带孩子就诊治疗,是值得各位家长学习的。

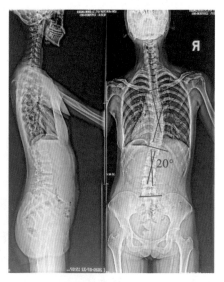

患儿 X 射线片

根据孩子的情况,治疗目标是矫正畸形和稳定脊柱。具体治疗方案如下。

（1）适配脊柱侧弯矫正器：脊柱侧弯矫正器是通过在畸形的凸出部位施加外力，将脊柱推向正常的位置，恢复正常脊柱结构，从而达到矫正脊柱侧弯或者减缓侧弯进展的效果。通常患儿在佩戴矫正器后，Cobb角可纠正到10°以内，需每天坚持穿戴20个小时以上，至骨骼发育成熟，随后再逐渐减少佩戴时间。

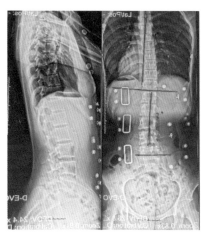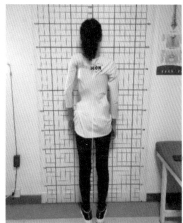

患儿穿戴矫正器后的X射线片和体态

（2）双周期脊柱三维矫正技术：接受一个疗程的双周期脊柱三维矫正治疗，每天1~2次，持续2周，通过减压系统在孩子身体的纵向、横向、轴向三个方向，周期性地牵拉脊柱侧弯凹侧的肌肉、韧带，帮助恢复脊柱正常的生理结构。

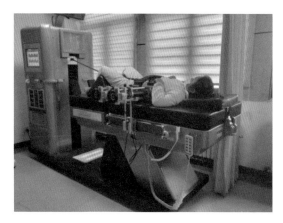

双周期脊柱二维矫正技术

（3）特定性运动控制训练：孩子需要进行特定性运动控制训练，提高平衡能力，增强躯干肌肉力量和脊椎的稳定性，加强协调性、灵活性、脊柱的本体感觉和运动控制；并在正常的脊柱生理结构上建立新的正确的姿势模式，改善脊柱畸形，防止侧弯进展恶化。

（4）家庭宣教，定期随访：患者回归家庭生活后，适时佩戴矫形支具，继续进行脊柱侧弯的康复功能锻炼；保持良好的坐姿和站姿，加强肌肉锻炼，1个月随访1次，定期复查全脊柱 X 射线片（小儿至多半年拍摄 1 次），了解脊柱侧弯的进展情况。

二 走路挺肚子——晚发现晚治疗效果差

（一）病例呈现

郝××,15 岁,女,汉族。1 个月前,患者父母发现孩子站立或者走路时,习惯性地往前挺肚子,多次提醒孩子注意姿势,但是没有效果。于是去当地医院就诊,诊断为"重度脊柱侧弯",Cobb 角胸段约 55°,腰段约 55°。医生建议手术治疗,患者及家属难以接受。为求进一步治疗,遂至医院就诊,门诊以"脊柱侧弯"收住入院。专科查体:胸腰椎活动受限,胸段向左凸,Cobb 角约 55°,胸腰段向右凸,Cobb 角约 55°。脊柱侧弯节段椎旁肌群紧张,圆肩驼背,稍有骨盆前倾,胸、腰、背部椎旁压痛,无明显叩击痛。全脊柱 X 射线片正、侧位提示脊柱侧弯畸形。

初步诊断:脊柱侧弯。

（二）知识点

1. 脊柱侧弯对人体有哪些危害？

（1）影响体态外观:这是家长们最关注的点。脊柱侧弯多发生在孩子生长发育高峰期,在早期很难发现,很多青少年可能会出现双肩不等高等情况,但家属可能误以为是由坐姿不当引起,病情继续发展,直到发生了肉眼可见的脊柱弯曲、背部不对称、胸廓畸形、骨盆倾斜、长短腿等。这时不仅青少年的体形会受到较大的影响,而且还会影响孩子的社交和生活。

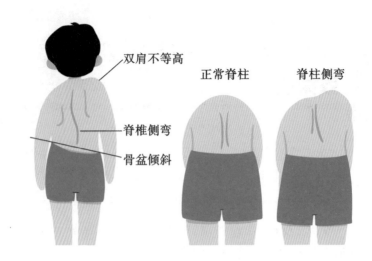

双肩不等高

正常脊柱　　脊柱侧弯

脊椎侧弯

骨盆倾斜

（2）影响心肺功能：脊柱侧弯发生在胸部的时候，会影响胸廓这个"小房间"的发育，造成胸廓畸形、体积缩小，易出现短气、喘气等呼吸障碍，进而会影响心肺功能，严重者会危及生命。

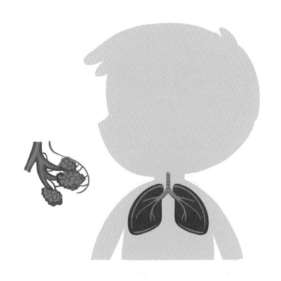

（3）影响心理健康：脊柱侧弯患者是个特殊的患病群体，该病一般不会导致患者死亡，但脊柱侧弯不但会造成患者外观畸形并影响其心、肺功能，更会对患者的心理造成影响。社会交往的缺失、对医院环境的恐惧、对手术以及术后并发症和休学的担忧，常常导致患者出现焦虑。脊柱侧弯治疗困难，很难从根本上治愈，所以无论是保守治疗还是手术治疗，都会使患者感到沮丧和紧张。

（4）影响专注力：身体以脊柱为中心，只有脊柱维持了身体的平衡，肌肉才能完全放松，身体才能感觉舒适。就好比"房子"以"房梁"为核心，只有"房梁"稳定，"房间"才能稳当。当脊柱发生偏移时，肌肉会持续用力来维持平衡，久而久之会过度劳损导致肌肉变得僵硬，进而影响血液循环，降低大脑的供血量。大脑的工作效率下降，孩子的注意力自然难以集中。

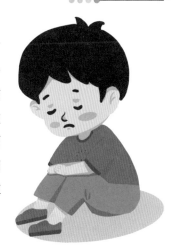

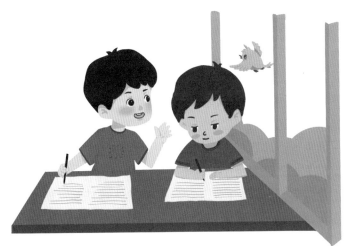

（5）影响胃肠功能：脊柱侧弯会使腹腔容积减小、脊柱神经对内脏的调节功能紊乱，进而引起食欲减退、消化不良等胃肠系统反应。

2. 脊柱侧弯在什么情况下需要手术治疗？

对于青少年特发性脊柱侧弯的手术治疗，目标在于通过手术治疗矫正脊柱侧弯，改善体态外观，阻止曲度增加，改善患儿生理、心理、生活等方面问题。对于 Cobb 角在 40°～50°这个介于手术与非手术治疗之间的角度范围的患儿，如果孩子骨骼发育还没有成熟，并且尝试过保守治疗无效，可以考虑手术治疗。Cobb 角>50°同时伴有脊柱旋转畸形的孩子，需进行手术治疗，但手术治疗前后可配合适当的运动疗法、姿势训练、脊柱侧弯矫正器等，以提高和巩固手术治疗效果。

而对于 Cobb 角<10°的患儿,注意日常生活中的姿势,配合运动锻炼,每隔 6 个月进行一次 X 射线检查,角度无明显增大时,定期随访观察。Cobb 角为 10°～20°,除上述方法外,可增加双周期脊柱三维矫正治疗,并且密切关注脊柱侧弯的进展情况,每 3 个月拍摄 X 射线片复查,如有发展的倾向,可及时佩戴脊柱侧弯矫正器。Cobb 角为 20°～40°的患儿,以佩戴脊柱侧弯矫正器为首选治疗方法,配合特定性运动控制训练、双周期脊柱三维矫正治疗等综合治疗,可以取得良好的治疗效果。

3. 患儿 Cobb 角大于 50°,真的要采取手术吗?

脊柱侧弯符合手术指征并不意味着一定要采取手术治疗。手术所用器械复杂、难度高、创伤大、并发症多。手术治疗青少年特发性脊柱侧弯,要考虑到患者本身是否存在畸形,是否有疼痛、神经系统症状,是否造成了患者的社交障碍,是否造成了患者的心理问题,以及患者家属及本人能否从心理上接受等。另外,随着青少年特发性脊柱侧弯的非手术治疗研究越来越多,研究内容趋于多元化发展,特定性运动控制训练、脊柱侧弯矫正器治疗、双周期脊柱三维矫正治疗等综合康复治疗可以作为手术治疗的替代方案。

虽然目前关于非手术治疗青少年特发性脊柱侧弯业内尚未制定一个标准的临床治疗指南,但国内外对于青少年特发性脊柱侧弯的非手术治疗的研究从未止步,在临床中,我们坚持早发现、早诊断、早干预、综合治疗的原则,逐渐将脊柱侧弯的非手术治疗个体化,特别是支具的佩戴,实现个体化 3D 打印定制矫形支具,尽量避免费用高、风险大、并发症多的手术治疗,将患儿的生理及心理创伤降到最低。

(三)病案分析

本例患者为 15 岁青少年,发现脊柱侧弯 1 月余,结合专科检查、辅助检查,诊断为:脊柱侧弯。该患者为学生,长时间久坐学习,坐姿不正确,歪歪扭扭。初次见该患者时,是圆肩驼背、骨盆前倾的体态,用患者妈妈自己的话说,"这孩子站没有站样,坐没有坐样,软绵绵的,没有劲儿!"完善影像学检查后,计算得出胸段向左凸,Cobb 角 55°,胸腰段向右凸,Cobb 角 55°。面对这样的结果,患者以及家属无疑是崩溃的。根据当时的临床经验,该患者已经达到了手术标准,然而手术创伤太大,患者家属表示难以接受,决定尝试保守治疗。于是,科室组织疑难病例讨论,结合患者实际情况,同意可以先进行保守治疗,并制订相应的康复计划:佩戴矫形支具、脊柱无创减压、运动训练。一年后患者复查,对比之前脊柱侧位片,可见圆肩驼背、骨盆前倾的体态明显纠正。胸段向左凸,Cobb 角矫正后 30°,胸腰段向右凸,Cobb 角矫正后 25°。

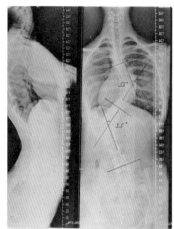
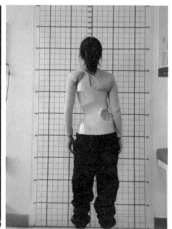
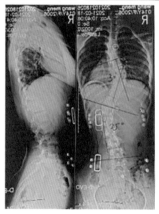

佩戴矫形支具前后对比(2020—2021 年)

胸段向左凸,Cobb 角矫正前(55°)、矫正后(30°);胸腰段向右凸,

Cobb 角矫正前(55°)、矫正后(25°)。

虽然该患者发现脊柱侧弯时已经出现了严重的 Cobb 角改变,但在保守治疗后仍得到了很好的纠正,患者情况明显改善。这种情况下,对患者接下来的治疗就不会再考虑手术了,这正是患者、家属以及医生想要看到的结果。

针对该患者,接下来继续执行保守治疗方案。我们治疗的目的是:矫正畸形、增强核心肌力。

(1)继续佩戴脊柱侧弯矫正器,矫正畸形,重建椎体结构。

(2)使用双周期脊柱三维矫正技术,通过减压系统在孩子身体的纵向、横向、轴向三个方向,周期性地牵拉脊柱侧弯凹侧的肌肉、韧带,帮助恢复脊柱正常的生理结构。

(3)增强核心肌力,稳定脊柱,给予平衡功能训练、全身肌力训练等改善脊柱平衡能力。另外,进行增强躯干肌力量和脊椎稳定性的训练、减少肌肉筋膜对脊柱平面活动的限制、改善呼吸肌控制能力、增加肺容量,以及加强身体协调性、脊柱的本体感觉和运动控制,在功能位上建立新的正确的姿势模式,从而改善脊柱畸形,纠正侧弯。

(4)家庭宣教,定期随访。回归家庭生活后,嘱咐患者继续佩戴矫形支具并进行脊柱侧弯康复功能锻炼;保持良好的坐姿和站姿,加强肌肉锻炼,3 个月随访一次,定期复查全脊柱 X 射线片,了解脊柱侧弯情况。

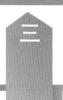

三　坐姿不正——早发现未治疗病情进展快

（一）病例呈现

陈××,18岁,男,汉族。3年前,患者开始上高中时,由于学业繁重,需要长时间伏案学习,家长发现孩子坐姿不正、歪歪扭扭,反复提醒仍无法改善,至当地医院行全脊柱正侧位X射线片检查,结果提示脊柱侧弯。患者因为在上高中,怕耽误学习,未经任何治疗。现在为康复治疗来我科就诊,门诊以"脊柱侧弯"收住入院。专科查体:胸、腰椎向各个方向活动受限,腰段左凸明显,Cobb角约26°。脊柱侧弯节段椎旁肌群紧张,翼状肩,左肩高,右肩低,胸、腰、背部椎旁压痛,无明显叩击痛。2020年9月行全脊柱正侧位片提示脊柱侧弯。

初步诊断:脊柱侧弯。

（二）知识点

1.如何预防脊柱侧弯呢?

（1）特发性脊柱侧弯的预防:对于特发性脊柱侧弯,目前暂时没有有效的预防措施,主要靠早发现、早诊断、早干预,避免发展到手术治疗的程度,同时也应注意矫正不良姿势。一般认为特发性脊柱侧弯与遗传、生长发育、内分泌和姿势等多种因素相关,多种因素联合作用是特发性脊柱侧弯的发病机制。注意,遗传因素引起的特发性脊柱侧弯不可忽视,若存在家族史,家长应定期带孩子去医院进行体检,监测孩子脊柱健康情况,以便及时采取措施。

（2）姿势性脊柱侧弯的预防:家庭和学校的监督必不可少。有些脊柱侧弯的形成是由长期不良姿势而引起的,一般称为姿势性脊柱侧弯,早期主要发病机制为肌肉力量的不平衡,后期会合并骨骼形态的改变,使脊柱失去原有的生理曲度,且姿势性脊柱侧弯长期得不到矫正可能发展为结构性脊柱侧弯。

1)老师和家长应加强对学生子女的教育、引导,培养他们良好的学习及生活习惯,保持正确的坐、站、行及睡觉姿势。

2)孩子们需要保持正确的读写姿势和选择高度适合的桌椅以及合理的书包重量及背包方式。

3)保持正确的搬举物品方式。

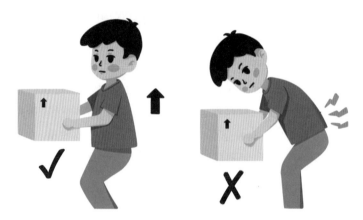

搬东西的正确方法及错误方法

(3)先天性脊柱侧弯的预防:针对先天性脊柱侧弯,产前筛查时做 B 超能检查出脊柱是否畸形,如畸形特别严重可采取引产措施。

(4)神经肌肉型脊柱侧弯的预防:神经肌肉型脊柱侧弯通常发病较早,在生长期呈快速发展,而在骨骼成熟后仍继续发展,弯曲多数较长,呈 C 形,并累及骶骨,往往合并骨盆倾斜,需要早期注重姿势管理,合理使用轮椅或矫形辅具,使孩子保持良好的姿势。神经肌肉病变、退化、感染、肿瘤等引起的脊柱侧弯,大部分是无法预防的,只能早期发现后给予针对性治疗。

2. 脊柱侧弯不及时治疗会对患儿产生什么影响?

脊柱侧弯一旦存在,就不会自动好转,只会保持不变或加重。绝大多数脊柱侧弯在青少年生长高峰期内(10 岁以后)进展最快,在骨骼发育成熟后发展明显减慢。一般来说,在该病的早期阶段,脊柱侧弯尚属轻型,除了引起脊柱的不对称外,一般并不会过多影响脊柱的灵活性、稳定性、承重功能及保护脊髓的功能。但如果脊柱侧弯早期得不到妥当的治疗,畸形容易继续发展,对患儿的影响逐渐增多,进一步发展可出现呼吸困难、进食困难,部分患儿还可出现下肢麻木、肌肉萎缩,重者可能出现截瘫。错过治疗黄金期,骨骼发育成熟,治疗效果会大打折扣。

3. 脊柱侧弯儿童在饮食上需要注意什么?

家长要注意合理搭配膳食,多让孩子食用优质蛋白如肉、蛋、禽类等,适量摄取脂肪和碳水化合物。也有研究发现硒缺乏与特发性脊柱侧弯存在相关性,建议定量补硒提前预防特发性脊柱侧弯。

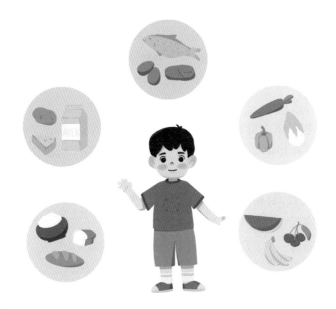

(三)病例分析

该患者现在 18 岁,刚刚高中毕业,在他 16 岁时发现脊柱侧弯,当时因为怕耽误学业并没有进行治疗干预,从 2018 年 8 月到 2020 年 7 月,2 年时间里患者脊柱侧弯 Cobb 角由 12° 增加到 26°,并出现了腰椎椎体的旋转,可见发展速度之快。这是早发现但未早治疗的典型病例。

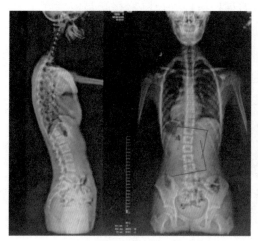

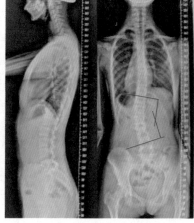

确诊时Cobb角12°   治疗时Cobb角26°

这次患者前来就诊,利用暑假时间完成一个疗程的矫形训练。根据患者情况,制订治疗方案:矫正畸形、稳定脊柱。具体治疗方案如下。

(1)矫正畸形,重建椎体结构,佩戴矫形支具,治疗后侧弯进展速度减缓。

(2)增强躯干肌力量和脊椎的稳定性训练,加强协调性、脊柱的本体感受和运动控制;在功能位上建立新的正确的姿势模式,纠正圆肩驼背、骨盆前倾。

(3)家庭宣教,定期随访。大学学习任务依然繁重,嘱患者适时佩戴矫形支具,继续进行脊柱侧弯康复功能锻炼;保持良好的坐姿和站姿,加强体育锻炼,半年随访一次,了解脊柱侧弯情况。

（一）病例呈现

李××,14 岁,男,汉族。患者 1 年前接受截骨矫形内固定术,术后效果满意。3 个月前复查 X 射线检查,发现脊柱侧弯角度轻度增加。1 周前,患者家属观察患者体态改变,腰椎前凸,胸椎后凸,双肩不等高。专科查体:双肩不等高,左肩较右肩高约 1 厘米,腰段向左、向后凸。查 X 射线片示继发性脊柱侧弯;继发性脊柱后凸。

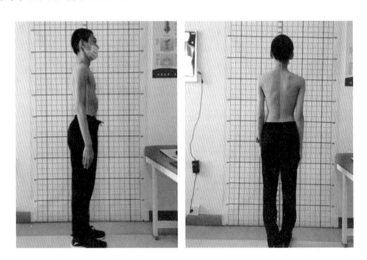

体态图

初步诊断:①脊柱侧弯术后;②继发性脊柱侧弯;③继发性脊柱后凸。

（二）知识点

1. 脊柱侧弯手术后为什么会复发？

脊柱侧弯手术后的"复发"在临床中指的是"附加现象"，也就是在手术后的半年到一年，做手术的脊柱节段和没有做手术的节段之间出现了一个新的弯曲，发生这种情况的概率大概为10%。对于青少年来说，可能是由于孩子生长发育还没有成熟，在孩子进入青春期之后脊柱会快速生长，在生长的过程中弯曲可能会加重，所以在生长发育后期会出现这种情况。

还有一种情况是在术后没有穿戴支具。坚强的外固定在脊柱侧弯术后起到重要的稳定作用，在术后3个月内须坚持佩戴。

2. 如何避免术后复发？

在接受手术治疗后，脊柱的灵活性相对就会不太好，如果进行了不合理的运动，可能会使钉和棒松动或断裂，所以在做完手术之后要在专业的医生、治疗师的指导下进行特定性运动控制训练，并且要配合脊柱侧弯矫正器保护，避免脊柱侧弯进展，维持手术效果。

3. 脊柱侧弯患者应避免哪些运动？

脊柱侧弯通常伴有椎体的旋转，所以很多的单运动、扭转运动不适合做，比如游泳、扔铅球、扔标枪、跳舞等；大重量的推举运动也不适合，比如举重、硬拉等，因为大重量会造成脊柱压迫变形。

（三）病例分析

本例患者主诉脊柱侧弯手术后继发双肩不等高，脊柱侧弯后凸，结合专科检查、辅助检查，诊断为继发性脊柱侧弯及后凸畸形。

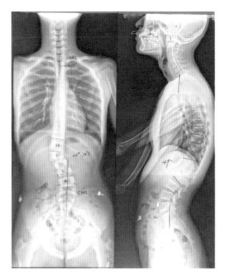

手术前 X 射线片

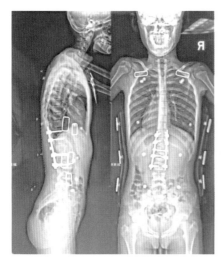

手术后 X 射线片

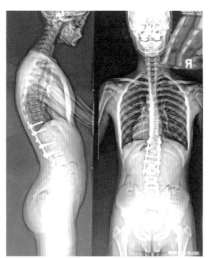

手术后半年 X 射线片

治疗方案如下。

（1）适配脊柱侧弯矫正器：通过穿戴矫正器防止脊柱侧弯、后凸进一步加重。

（2）特定性运动控制训练：患儿需要每天进行特定性运动控制训练，增加核心肌肉力量，提高自身对脊柱形态的控制能力，更好地维持骨盆和脊柱的稳定性，改善体态。

（一）病例呈现

邢××,9 岁,男,汉族。2 年前无意中发现背部两侧不对称,当时未予以重视,后随年龄增加逐渐明显,右侧突出,左侧凹陷,病程中无大、小便困难,无下肢无力,食欲正常。体格检查:双肩不等高,右肩比左肩高约 2 厘米,躯干偏移 2 厘米,脊柱呈 C 形畸形,胸段向右凸,右侧"剃刀背"畸形,高度约 3 厘米,各棘突及棘突旁无压痛、叩痛,四肢感觉、肌力、反射正常。专科查体:腰椎向各个方向活动受限。左肩低,右肩高,胸段右凸明显,Cobb 角约 26°,Risser 分级 0 级,脊柱侧弯节段右侧椎旁肌群紧张,胸腰段椎旁轻压痛。辅助检查:X 射线片提示胸段右侧弯;CT 显示胸 11 椎体为半椎体;MRI 提示脊髓无畸形,脊髓显著向凹侧偏移。

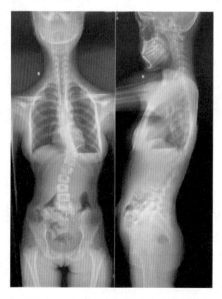

脊柱侧弯、胸 11 椎体半椎体畸形 X 射线表现

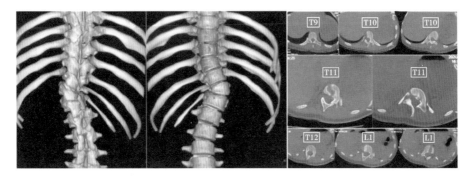

脊柱侧弯、胸 11 椎体半椎体畸形 CT 表现

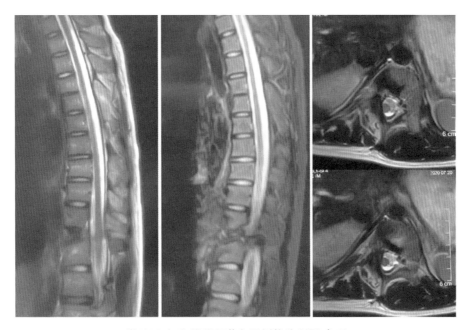

脊髓无畸形,脊髓显著向凹侧偏移 MRI 表现

初步诊断:①先天性脊柱侧凸;②胸 11 椎体半椎体畸形。

（二）知识点

1. 什么是先天性脊柱侧弯？

先天性脊柱侧弯是在妊娠第 4~6 周脊柱生长、发育过程中脊椎分节不全或形成不良所致的一种先天畸形，导致脊柱不对称生长。新生儿中的发病率为 0.5‰~1.0‰，是新生儿期最为常见的脊柱畸形。孩子出生时往往腰背部无明显异常，早期不容易发现，多在无意间因其他疾病就诊，拍摄 X 射线片后发现脊柱畸形而确诊。根据椎体发育异常的不同，可将先天性脊柱侧弯分为 3 类：椎体形成不良（半椎体或楔形椎）、椎体分节不全、形成不良与分节不全混合型。

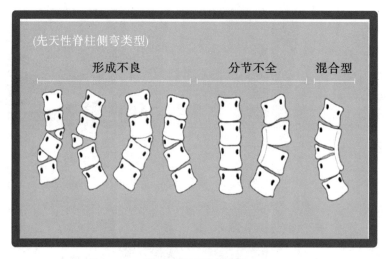

先天性脊柱侧弯分类

2. 先天性脊柱侧弯的治疗方法都有哪些呢？

孩子一旦经过 X 射线片检查确诊为先天性脊柱侧弯，必须定期拍摄 X 射线片随访。尤其是生长高峰期的婴幼儿及青春期少年需要密切监测，直至骨骼发育成熟。

患儿首次就诊时未表现出明显外观畸形，此时可选择观察 3~6 个月，如患者复查时侧弯进展速度每年低于10°,仍可继续观察,直到侧弯出现进展加速后再进行干预。

对于发现时侧弯已较重或在随访观察过程中出现脊柱侧弯进行性加重的患者,可采用石膏或支具治疗来控制侧弯畸形进一步进展。对于部分患者,石膏矫形可用于推迟手术治疗的年龄。多数先天性脊柱侧弯呈进展性,常需要进行手术干预。目前治疗先天性脊柱侧弯的手术方式很多,需要结合孩子的年龄、畸形的类型、生长潜力等不同因素来确定合适的手术方式,主要包括半椎体切除术、非融合手术和凸侧骨骺阻滞术、脊柱融合术等。

3. 什么时候是先天性脊柱侧弯最好的手术时期呢?

尽管先天性脊柱侧弯是出生就有的,但并非所有的患者一出生就很严重,一些患者是长大以后才被发现,原因是什么呢? 因为孩子从出生到成年,需要经历两个生长高峰期,一个是0～3岁,另一个则是青春期。在这两个生长高峰期脊柱侧弯最容易加重。由于椎体发育畸形,随着生长高峰期的到来,导致脊柱两侧生长不对称,一侧长得快,一侧长得慢,脊柱侧弯也就随之越来越严重,外观出现明显的异常,这个时候才被家长"发现"。但不是所有的先天性脊柱侧弯都会进展到需要手术治疗的阶段,关键要看脊柱两侧生长失平衡的比率。研究发现,25%的患者未出现侧弯进展,25%的患者出现轻度进展(Cobb角<30°),50%的患者出现明显进展(Cobb角>30°)。

对于先天性脊柱侧弯的治疗,总体原则强调早发现、早治疗,但是对于手术时机的选择上则既要积极,又要慎重。先天性脊柱侧弯可能会影响胸廓和肺的发育,因此先天性脊柱侧弯的治疗不仅要矫正脊柱侧弯畸形,避免侧弯进展,还要尽可能减少对脊柱生长发育、胸廓和肺泡发育的影响。对于半椎体畸形这一类以局部畸形为主、累及范围短的先天性脊柱侧弯,如果预计其自然史不良或者观察随访期出现明显畸形进展,主张进行早期手术治疗切除半椎体,去除致病因素。当先天性脊柱侧弯畸形比较复杂,累及节段较多时,则需先对侧弯进展的情况进行评估,如果侧弯进展迅速,可考虑进行石膏或支具治疗;如果对其发展趋势难以估计,可以先观察,有进展的趋势后再是否考虑进行治疗。

4. 先天性脊柱侧弯的治疗比较困难,但要记住几个重要的理念!

(1)不是所有的先天忄生脊杆侧弯患者都需要手术治疗。

（2）自然史不良的先天性脊柱侧弯要早期干预，早期干预不仅指的是手术治疗，还包括观察、康复治疗、石膏和支具治疗等。

（3）先天性脊柱侧弯不仅是外观畸形，还可能影响脊柱、胸廓、肺的生长发育，治疗方式既要控制畸形发展，又要兼顾患者的生长发育。

（三）病例分析

本例患者，主诉发现背部两侧不对称，结合专科检查、辅助检查，诊断为先天性脊柱侧弯，胸 11 椎体半椎体畸形。

治疗方案：进行综合评估，孩子的躯干平衡性良好，脊柱畸形类型提示进展概率较小（如完全封闭的未分节半椎体），需每 3~6 个月进行一次 X 射线摄片随访。仔细测量侧弯角度和评估脊柱平衡性，与前片对比以观察畸形有无进展。

家长如果在孩子骨骼发育成熟之前偶然发现其有脊柱侧弯，并且侧弯角度<20°，可以每隔 3~6 个月观察一次脊柱侧弯的进展情况。矫形支具治疗适用于 Cobb 角在 20°~40°，侧弯柔软性好且弧度涉及椎体较多的畸形。手术治疗应在早期进行（10 岁以前），手术的目的是改善躯干外观，阻止畸形进展，同时维持脊柱平衡，并最大限度地发挥脊柱生长潜力。

六 腰酸背痛——腰椎间盘突出症

（一）病例呈现

　　李××,19 岁,女,汉族。患者 3 年前开始学习绘画,久坐后出现间断性腰痛伴左侧下肢疼痛。2 年前症状逐渐加重,于当地医院就诊,诊断为"腰椎间盘突出症",行针灸、推拿、牵引、理疗等治疗,症状有所缓解。1 周前劳累后症状加重,出现腰部疼痛、腰椎活动受限,伴有左侧臀中–股骨后侧–小腿后侧放射性疼痛、麻木,站立位加重,弯腰、平卧减轻,无间歇性跛行,无夜间加重,无双下肢踩棉感。专科查体:①骨以及软组织的轮廓示腰椎向各个方向活动受限。左肩低,右肩高,胸腰段右凸明显,Cobb 角 20°,脊柱侧弯节段右侧椎旁肌群紧张,胸腰段椎旁轻压痛。②直腿抬高试验示腰 4 至腰 5、腰 5 至骶 1 椎旁压痛明显并向左下肢放射,直腿抬高试验左 30°、右 70°,直腿抬高试验加强试验左侧阳性,右侧阴性。辅助检查:①肌电图检查示左侧腰部椎旁肌呈慢性神经源性损害肌电图改变。②腰 3 至骶 1 平扫(16 排 CT)示腰椎间盘突出。③全脊柱 X 射线检查提示脊柱侧弯。

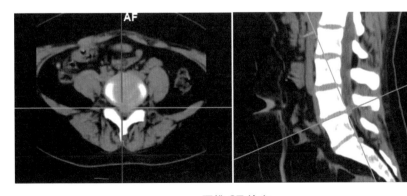

腰椎 CT 检查

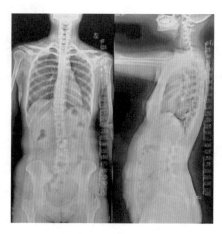

全脊柱 X 射线检查

初步诊断：①腰椎间盘突出症；②脊柱侧弯。

（二）知识点

1. 什么是腰椎间盘突出症？

腰椎间盘突出症大家并不陌生，这是现代生活中的一种常见病、多发病。我们可以把脊柱的结构单元（上、下椎体+椎间盘）看成是"夹心饼干"，中间的"夹心"就是椎间盘，上、下两块"饼干"就是上、下椎体，当我们用力挤压上、下两块"饼干"时，中间的"夹心"就会往四周溢出。一样的道理，当腰椎受到外伤、慢性损伤或者出现退行性改变时，就会造成椎间盘纤维环破裂、髓核突出

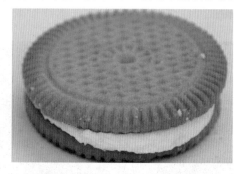

腰椎间盘突出像"夹心饼干"溢出

于椎间盘并停留在椎管内或者椎管外，而椎管内、外都有神经通过，神经就会受到髓核的挤压，从而出现以腰腿痛为主要症状的疾病，这就是腰椎间盘突出症。

2. 脊柱侧弯与腰椎间盘突出症有什么关系呢?

脊柱侧弯可能会引起腰椎间盘突出。这个病例中的孩子在绘画过程中身体处于不自觉偏向右侧的不正确姿势,使脊柱内外力学平衡失稳,脊柱节段受力失去平衡,压力偏向椎间盘一侧,导致左侧纤维环破裂,椎间盘突出,压迫神经。

这里我们还要思考一个问题,为什么大多数腰椎间盘突出患者会出现脊柱侧弯呢? 很多情况下,腰椎间盘突出症除了腰腿部疼痛外,通常表现为脊柱代偿侧弯、躯干移位,这种侧弯可以扩大椎间盘突出一侧的神经根走行的空间,最大限度地让神经根躲避椎间盘的压迫,从而缓解疼痛症状。要知道,人的身体向来是趋利避害的,椎间盘突出对神经的压迫造成了疼痛,身体就会通过调整脊柱姿势来躲避疼痛,这种情况下必然会出现脊柱的代偿侧弯。

这就形成一个恶性循环。身体长时间处于代偿姿态,久而久之脊柱就会适应这一体态,而表现为代偿性侧弯。侧弯的发生会改变椎间盘的受力,容易诱发椎间盘突出。

事实上,我们不用纠结发病的先后顺序,两者互为因果,根据疾病的轻重缓急,对症处理就可以了。

3. 脊柱侧弯到底是骨骼的问题还是肌肉的问题?

关于脊柱侧弯的源头到底是什么,众说纷纭。有说是骨头问题的,也有说是肌肉问题的,其实这都不全面。除了先天性的脊柱侧弯,椎体发育不全,大部分脊柱侧弯患者的骨头都是没有问题的。脊柱侧弯的根源性原因是脊柱生物力学失衡。包裹并保护肌肉的筋膜组织由于各种诱因出现粘连,筋膜粘连而无法正常束缚和保护肌肉,久而久之肌肉软组织失去协调性,无法固定和保护脊柱关节,产生关节错位,脊柱力线失衡,引起脊柱形态改变。长此以往脊柱就会向着畸形的方向生长,处于侧突形态,最后形成脊柱侧弯。

4. 脊柱侧弯是否会引起女性月经不调与生育问题?

有少部分的女性脊柱侧弯会引起痛经和(或)月经不调。由于脊柱的变形会造成骨盆旋转移位,骨盆的不正会引起盆腔里面的器官(子宫、卵巢等)出现功能障碍,比如痛经、月经不调等问题。

严重的脊柱侧弯通常伴有脊柱的严重变形,侧弯、旋转、腰椎过度前凸以及骨盆移位。当怀孕的时候腰椎会承受更大的压力,从而加剧腰椎与骨盆的变形,甚至会引起孕期腰痛、胎位不正、分娩困难等问题。

(三)病例分析

本例患者,主诉腰部疼痛伴左侧下肢疼痛。结合专科检查、辅助检查,诊断为腰椎间盘突出症、脊柱侧弯。

究其发病原因,一方面是不良姿势,患者为绘画设计专业,从 16 岁开始绘画,画画时身体不自觉偏向右侧;另一方面是久坐,只要坐下来,就是 4 个小时以上,长时间维持腰椎屈曲、身体侧倾的状态,使得脊柱内外力学平衡被打破,腰椎间盘纤维环压力过大,导致腰椎间盘由膨出到突出,再到脱出,逐渐加重。在这个过程中,患者反复出现腰腿痛。另外,脊柱侧弯的出现,一方面是身体偏向右侧的不正确姿势导致的,另一方面是腰椎间盘突出后为了躲避疼痛而出现代偿性脊柱侧弯。

基于此,为患者制订相应的治疗方案。第一阶段,首先要将椎间盘压迫解除,行腰椎间盘髓核摘除术,解除椎间盘对神经根的压迫,缓解疼痛;第二阶段,在手术恢复后,再进行针对性的脊柱侧弯矫形与功能训练,包括矫形支具的佩戴、核心肌力训练、脊柱和下肢牵伸训练,以及日常生活姿势控制训练;第三阶段,家庭宣教,在前期训练的基础上,嘱患者回归家庭后注意保持良好的生活习惯及正确姿势,定期随访。

（一）病例呈现

李××,58 岁,女,汉族。患者在 39 年前做重体力劳动后会出现间断性腰痛,于当地医院就诊,诊断为"腰椎脊柱侧弯",侧弯角度约 40°,医生建议手术治疗,患者同家属商量后拒绝治疗。2 个月前无明显诱因腰部疼痛加重,腰椎活动受限,伴有大腿前侧放射性疼痛、麻木,于当地医院就诊,行针灸、理疗等治疗后未见好转。现为进一步治疗,门诊以"腰椎间盘突出伴脊柱侧弯"收住入院。患者来院时,神志清,精神一般,饮食可,睡眠可,大、小便正常。专科查体:①骨以及软组织的轮廓示腰椎向各个方向活动受限。左肩高,右肩低,腰段右凸明显,Cobb 角约 57°,脊柱侧弯节段椎旁肌肌张力不平衡,腰段椎旁轻压痛。②直腿抬高试验示腰 2 至腰 5、腰 5 至骶 1 椎旁压痛明显并向左下肢放射,直腿抬高试验左 30°、右 70°,直腿抬高试验加强试验左侧阳性,右侧阴性。X 射线片提示腰椎侧弯畸形;腰椎生理曲度变直;腰 2/腰 3,腰 3/腰 4,腰 5/骶 1 椎间盘变性。

初步诊断:①腰椎间盘突出症;②脊柱侧弯。

（二）知识点

1.随着年龄的增长,脊柱侧弯会带来哪些危害?

有些患者可能在青少年时期就被确诊为脊柱侧弯,但是在当时并没有表现出太多的不适,甚至有些没有任何症状。随着年龄的增长,脊柱、椎间盘会退化,脊柱侧弯带来的隐患会逐渐表现出来。研究发现,同等年龄的中老年人,患有脊柱侧弯的群体出现胸闷、气短、腰背痛、腰椎滑脱、腰椎间盘突出的概率大于正常群体,严重影响患者的生活质量。

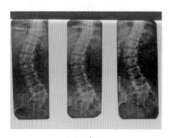
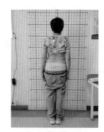
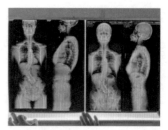

Cobb角40°
腰痛,椎旁肌肌张力不平衡(19岁)

体态图（58岁）

Cobb角57°
腰痛,腰椎间盘突出、滑脱、楔形改变
(58岁)

患者脊柱侧弯的进展

2. 出现脊柱侧弯不想做手术怎么办?

脊柱侧弯的治疗方法有很多,并不是只有手术治疗,90%左右的脊柱侧弯是可以通过保守治疗得到改善的。对于一些侧弯角度比较大的,即使达到手术的程度,也可以先尝试保守治疗(不包括先天性椎体发育异常)。家长可以寻求专业的医师、治疗师的帮助,为患儿适配脊柱侧弯矫正器,制订特定性运动控制训练方案等,帮助患者阻止侧弯角度进一步增大,缓解腰背部不适,增强活动能力等。

3. 成人脊柱侧弯治疗效果怎么样?

患者如果错过了青少年时期这一黄金治疗期,当成年后这些继发的疾病出现再选择治疗,效果会大打折扣。这时候的治疗如果仅仅针对腰背痛、腰椎间盘突出,患者会抱怨效果难以维持,症状反反复复。对症治疗的同时还要继续针对脊柱侧弯本身进行治疗,尽管矫正效果不如青少年时期,治疗周期更长,但是仍能获得一些治疗效果。所以有必要尽早对脊柱侧弯进行治疗。

（三）病例分析

本例患者,主诉腰部疼痛伴左侧下肢麻木、疼痛。结合专科检查、辅助检查,诊断为腰椎间盘突出症、腰椎脊柱侧弯。

这次发病的原因在某种程度上与脊柱侧弯相关。该患者在三十多年前就被诊断为脊柱侧弯,侧弯角度约40°,患者在当时只有重体力劳动后才会出现腰背痛,所以并没有引起家长和患者的高度重视。目前侧弯的角度增加到57°,并且继发腰椎间盘突出,压迫神经,严重影响患者的生活质量。

治疗方案如下。

（1）针对疼痛、神经症状进行治疗:通过物理因子治疗缓解疼痛,然后指导患者进行特定性运动控制训练,配合双周期脊柱三维矫正技术维持治疗效果,适配脊柱侧弯矫正器,防止侧弯进一步加重。

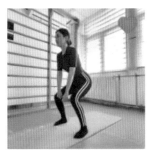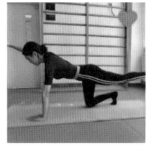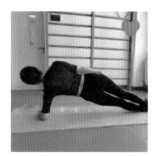
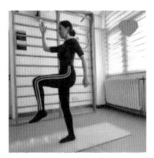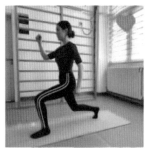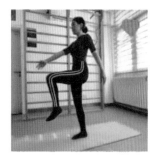

特定性运动控制训练部分示意

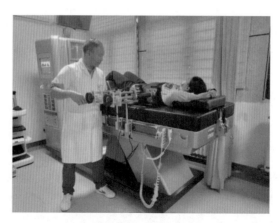

双周期脊柱三维矫正技术

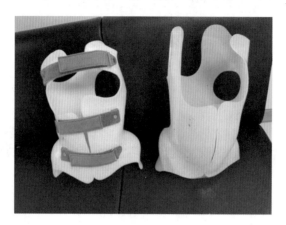

脊柱侧弯矫正器

（2）手术治疗：如果保守治疗无效，可以选择手术治疗，通过手术治疗解除髓核对神经根的压迫，缓解疼痛、麻木症状。恢复后仍需接受特定性运动控制训练，防止相邻节段的椎间盘加速退变。

（3）家庭宣教：回归家庭后注意保持良好的生活习惯及正确姿势，定期随访。

家长要意识到脊柱侧弯的潜在危害，即使当下没有表现出来明显的问题，不代表以后不会影响孩子的健康。脊柱侧弯早发现、早治疗是对孩子的健康负责。

八 皮肤有浅棕色斑点(咖啡牛奶斑) ——神经纤维瘤病

(一)病例呈现

郭××,15 岁,男,汉族。3 个月前患者突然出现胸、腰、背部疼痛,双下肢酸困无力,接受针灸、推拿治疗无任何改善。1 天前症状急性加重,身体活动受限,排便困难。急诊来我院,我院以"急性马尾综合征;胸腰椎椎管狭窄;脊柱侧弯"为诊断收入院。患者发病来,神志清,精神一般,搀扶入病房,睡眠欠佳,体重无明显减轻。体格检查:皮肤可见咖啡牛奶斑,全身浅表淋巴结未触及肿大。专科查体:双肩不等高,左肩较右肩高约 1 厘米;脊柱呈 S 形畸形,胸段向左凸、后凸,左侧"剃刀背"畸形,高度 5 厘米,双下肢膝反射、跟腱反射减弱,双下肢所有肌肉力量减弱。查 X 射线片提示继发性脊柱侧弯;继发性脊柱后凸;神经纤维瘤病(非恶性);胸腰椎椎管狭窄。

初步诊断:①急性马尾综合征;②胸腰椎椎管狭窄;③脊柱侧弯。

(二)知识点

1. 什么是神经纤维瘤病?

神经纤维瘤病是一种良性的周围神经疾病,属于常染色体显性遗传病。临床上常见两种类型:Ⅰ型神经纤维瘤病和Ⅱ型神经纤维瘤病。Ⅰ型神经纤维瘤病主要表现为皮肤改变,有咖啡牛奶斑、皮下结节和丛状神经纤维瘤、腹股沟和腋窝的雀斑、象皮病样神经纤维瘤等,以及脊柱侧弯、骨骼过度生长等。Ⅱ型神经纤维瘤病主要累及中枢神经系统,以双侧听神经瘤为主要特征,可伴有其他脑神经瘤、脑膜瘤等。

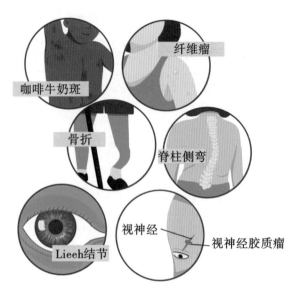

I 型神经纤维瘤病的主要表现

2. 什么是马尾综合征?

马尾综合征是指由于多种先天或后天的原因（包括腰椎间盘突出、脊柱侧弯、肿瘤、感染、椎管狭窄等）使腰骶椎管狭窄，导致马尾神经受到压迫，引起的一系列相应的神经功能障碍。马尾综合征属于外科急症，需要及时就医，典型症状包括腰骶部疼痛、感觉运动障碍和大、小便障碍。

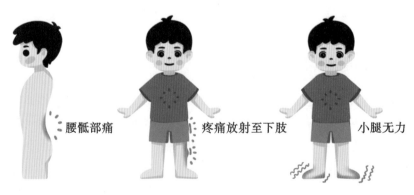

马尾综合征的症状

3. 神经纤维瘤病都伴随脊柱侧弯吗?

并不是所有的神经纤维瘤病都合并脊柱侧弯。研究表明,10% ~ 64%的Ⅰ型患儿患有脊柱侧弯。侧弯最常见于胸椎,其次是胸腰椎和颈椎,腰椎侧弯最少见。临床上根据有无椎体结构改变将Ⅰ型神经纤维瘤病性脊柱侧弯分为两种基本类型,分别是非营养不良型脊柱侧弯和营养不良型脊柱侧弯。非营养不良型脊柱侧弯的临床表现和治疗方式与特发性脊柱侧弯类似,而营养不良型脊柱侧弯往往进展迅速,椎骨呈楔形,椎骨旋转,椎间孔扩大,常会出现肋骨"铅笔征"和肋骨头脱位,预后较差。营养不良型脊柱侧弯较僵硬。

4. Ⅰ型神经纤维瘤病性脊柱侧弯应该如何治疗呢?

Ⅰ型神经纤维瘤病性脊柱侧弯的治疗原则是早诊断、早治疗。治疗前区分营养不良型脊柱侧弯和非营养不良型脊柱侧弯,对于疾病的治疗至关重要。非营养不良型脊柱侧弯与特发性脊柱侧弯的治疗方法类似,若侧弯角度<20°,建议每半年定期随访观察;若侧弯角度在 20° ~ 25°且患儿仍处于生长期,可进行支具治疗;若侧弯角度>40°,应采用后路脊柱融合内固定手术治疗;若侧弯角度>55°,需采用前路松解联合后路脊柱融合术来恢复脊柱的平衡。由于非营养不良型脊柱侧弯可能在生长过程中发展为营养不良型脊柱侧弯,因此,密切随访是非常重要的。营养不良型脊柱侧弯的治疗仍然存在争论,比较明确的是支具治疗对其无效。因其进展较快,故建议早期进行手术干预。营养不良型脊柱侧弯往往伴有不同程度的脊柱后凸。

(三)病例分析

本例患儿是典型的由神经纤维瘤病引起的脊柱侧弯,侧弯 42°,"剃刀背"畸形严重。

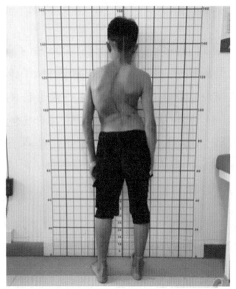
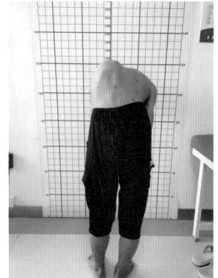

体态图

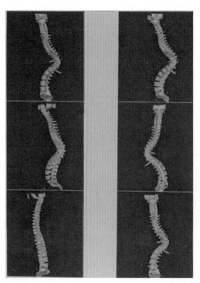
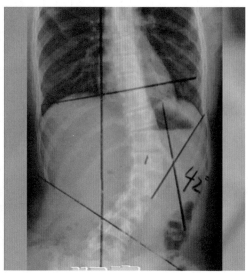

手术前检查结果

虽然患儿脊柱侧弯度数没有达到必须手术的程度,但是由于脊柱侧弯继发马尾综合征,导致患儿病情加重,造成行走站立困难、大小便障碍,严重影响正常生活,所以必须及时采取手术治疗,解除当前症状。同时接受手术治疗可以直接矫正脊柱畸形,尽可能使脊柱恢复到正常的生理结构。手术治疗后仍需佩戴脊柱侧弯矫正器,维持手术效果。

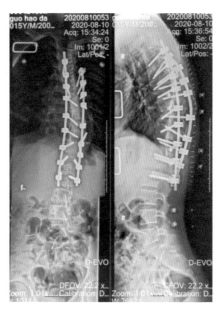

术后 X 射线检查

（李继萍　李腾霖　范起萌　王叙锦　解　益　杨作辉　王　谦）

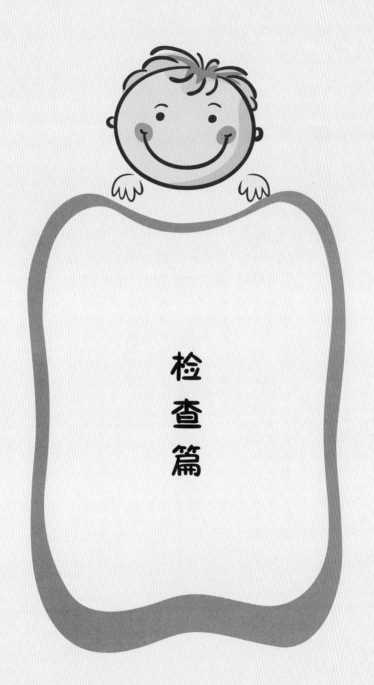

检查篇

一 自我筛查

早期的脊柱侧弯不容易被发现,甚至有的家长认为属于正常现象,孩子的不良体态是因为"累了""懒了",并不是因为疾病。如果不能及时诊治,可能出现"剃刀背"、高低肩、长短腿等体态异常,严重者可影响心、肺功能,甚至造成不可逆的神经损伤,最终可能错过孩子最佳的治疗时机。

所以家长应该掌握一些脊柱侧弯的检查方法,尽可能早地发现脊柱侧弯,从而为进行干预治疗赢得最关键的治疗时间。

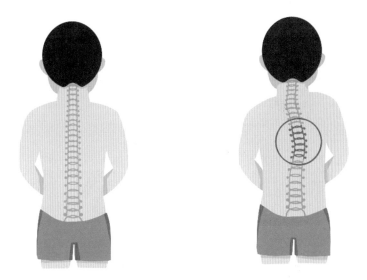

正常和异常脊柱后面观

家长们平时要对孩子的体态多留心,可利用孩子洗澡的机会观察脊柱的变化。家长们可通过"六步检查法"对孩子进行初步筛查,判断其是否存在脊柱侧弯,只要有一步发现是异常的,应尽快带孩子到正规医院的康复医学科及骨科进行专科检查,拍摄 X 射线片或 CT 以进一步确诊。

让孩子脱掉上衣,光脚自然站立。具体做法如下。

第一步:站立于孩子身后,观察孩子左右两肩是否等高。

第二步:用手摸一摸孩子背部的肩胛骨,有无一侧肩胛骨向后凸起。

第三步:用手摸一摸孩子背部的肩胛骨,看肩胛骨最下端是否一样高。

第四步:让孩子伸直膝关节,双脚并拢,立正,双臂自然下垂合掌,低头后缓慢向前弯腰至 90° 左右,触摸并对比孩子的双侧背部是否有隆起及对称。

第五步:孩子弯腰时,触摸并对比孩子的双侧腰部是否有隆起及对称。

第六步:用中指和食指夹着脊柱棘突向下滑动,看是否能画出正常的直线。

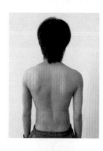
第一步:
看孩子的两肩是否等高。

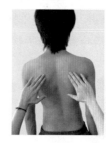
第二步:
用手摸一摸孩子背部的肩胛骨,有没有一侧肩胛骨向后凸起。

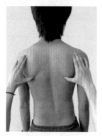
第三步:
用手摸一摸孩子背部的肩胛骨,看两块肩胛骨最下端是否等高。

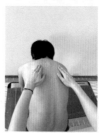
第四步:
触摸并对比孩子的双侧背部是否有隆起。

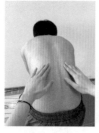
第五步:
触摸并对比孩子的双侧背部是否有隆起。

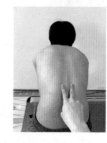
第六步:
用中指和食指沿着脊柱棘突滑下来,看是否能画出正常的直线。

六步检查法

二 体格检查

（一）一般检查

　　脊柱弯曲异常作为我国儿童、青少年主要的健康问题之一，国家卫生健康委员会已将其列入学生常见病监测和年度健康体检之中。建议家长定期去医院筛查孩子的脊柱健康，同时学校也将脊柱健康筛查纳入每年的健康体检，尽早发现孩子的脊柱异常体态。以下是一般的筛查步骤。

　　男孩子上身裸露，女孩子上身穿内衣，脱鞋，自然站立，双足与肩等宽，双目平视，手臂自然下垂，掌心向内。医生从背面观察孩子：双肩是否等高，头部是否居中；左右肩胛骨在脊柱两侧是否对称，肩胛下角是否等高；两侧腰凹是否对称；两侧髂嵴是否等高（即骨盆是否在水平位）；棘突连线是否倾斜或偏离正中线。

（二）前屈试验（Adam 试验）

　　在光线明亮处，孩子暴露背部，伸直膝，双脚并拢站立，双臂伸直双手合掌，低头后缓慢向前弯腰至 90°。医生站于孩子背部，眼睛应与孩子背部在同一高度，由头至尾，从胸椎至腰椎，观察脊柱两侧是否高低不平。如果发现背部任何部位的不等高则视为前屈试验阳性，提示有椎体旋转，应高度怀疑存在脊柱侧弯。

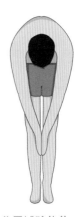

前屈试验体位

（三）脊柱侧弯测量仪检查

孩子继续保持前屈试验姿势，用脊柱侧弯测量仪分别测量孩子背部脊柱胸段、胸腰段、腰段不对称最明显的地方，记录最大偏斜角及部位，如背部不对称最严重处超过 5°时，则高度疑似脊柱侧弯。在筛查中，如果背部偏斜角≥5°，很可能是 Cobb 角≥10°的脊柱侧弯。

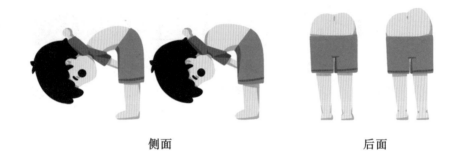

侧面　　　　　　　　　　　后面

脊柱侧弯测量仪

脊柱侧弯测量仪检查

（四）脊柱运动试验

前面的一般检查、前屈试验有问题或者背部偏斜角≥5°，都需要再进行脊柱运动试验。脊柱经过运动可以消除由于疲劳所造成的暂时侧弯。

让孩子缓慢地做脊柱前屈、背伸、左侧弯、右侧弯和左右扭转运动各2 次，然后取自然站立姿势。再次对孩子进行躯干旋转测量仪检查，判断脊柱是不是仍然有侧弯。然后让孩子趴在诊察床上，放松，检查原来的侧弯还在不在。

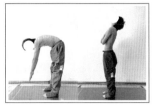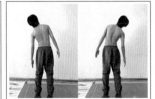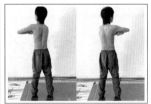

脊柱运动试验

2021 年国家卫生健康委员会发布了《儿童青少年脊柱弯曲异常防控技术指南》,进一步将筛查人群分为无侧弯、姿态不良、脊柱侧弯三类。①评估结果为"无侧弯"的孩子不需要进行干预,并鼓励孩子继续保持正确的姿势;针对不良行为要进行改善,定期随访,参加年度筛查监测。②评定结果为"姿态不良"者,需改变不良行为,增加体育锻炼,定期复查。③评定为"脊柱侧弯阳性"的孩子,需要到正规医院康复医学科或骨科门诊就诊。

体格检查流程见下图。

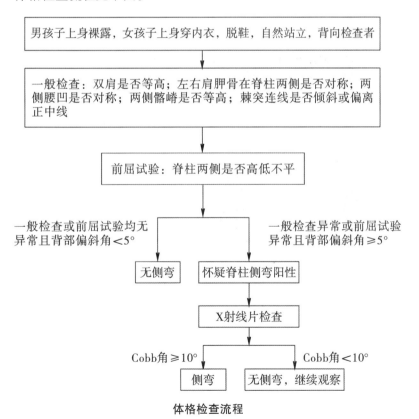

体格检查流程

三 专项检查

（一）云纹图像检查

云纹图像检查是通过投影在体表的光栅形态来判断脊柱畸形严重程度。检查时，孩子身体向前靠在体位架上，检查者把光栅投影在孩子体表上，通过照相机观察孩子背部的波纹，正常波纹是脊柱左右两边对称，波纹间距变化越大，畸形越严重。

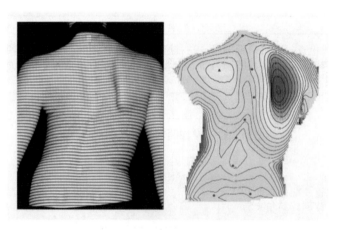

云纹图像检查

（二）X射线检查

X射线检查是确诊脊柱侧弯的标准，由于存在一定辐射，所以在前述检查都存在问题（前屈试验阳性、背部偏斜角≥5°），高度怀疑孩子患有脊柱侧弯的情况下,需要拍摄站立位下全脊柱正位和侧位 X 射线片,确诊孩子是否为脊柱侧弯。另外,医生可能还会根据孩子病情建议孩子进行 CT、MRI 等影像学的检查,以便为确定治疗方案提供可靠的依据。

医生可以通过 X 射线片评估孩子脊柱侧弯的严重程度(Cobb 角测量)、生长发育潜力(骨骼成熟度)、椎体旋转程度等。

1. Cobb 角测量

Cobb 角是诊断脊柱侧弯严重程度的金标准,可以评定脊柱侧弯的严重程度、监测侧弯进展的风险和评价康复治疗效果。一般采用 Cobb 角测量法:首先,确定上下端椎,端椎是指脊柱侧弯段中最上端和下端的椎体或椎间盘;其次,在上端椎椎体上缘和下端椎椎体下缘各画一横线,以此两横线为标准各做一垂直线,两条垂线的夹角即为 Cobb 角,不同人测量可存在 5°内的测量误差。

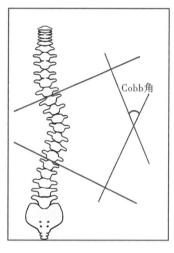

Cobb 角测量

一般根据 Cobb 角度数判断脊柱侧弯严重程度,并可作为治疗方法选择的重要依据。

2. 生长发育潜力评估

根据 Risser 分级评估孩子的生长发育潜力(骨骼成熟度)。根据髋关节正位 X 射线片测量孩子髂嵴骨化的程度,进而评估骨骼成熟度。将髂嵴分为 4 等份,骨化由髂前上棘向髂后上棘移动,没有骨化为 0 级,骨骺移动 25% 为 1 级,50% 为 2 级,75% 为 3 级,移动到髂后上棘为 4 级,骨骺与髂骨完全融合为 5 级,也代表孩子骨骼已经成熟。通常在青少年快速生长期后或身高增长高峰后,才出现 Risser 征 1 级。若孩子出现脊柱侧弯,Risser 分级越高,表明髂嵴骨化程度越大,生长和侧弯进展的可能性越小。

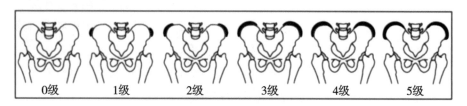

骨成熟度 Risser 分级

3.肋椎角差测量

肋椎角差的大小是判断婴儿型特发性脊柱侧弯是否进展的重要指标。肋椎角差是胸椎顶椎凹侧肋椎角减去凸侧肋椎角的差值,如果差值大于20°,则表明侧弯容易进展;如果差值小于20°,则表明侧弯可能消退。

4.椎体旋转分级

椎体旋转常与脊柱侧弯进展、继发畸形改变以及预后评定紧密相关。一般根据脊柱 X 射线片确认椎弓根的位置,将其分为 5 级。将椎体进行 6 等分,自凸侧至凹侧为 1~6 段。

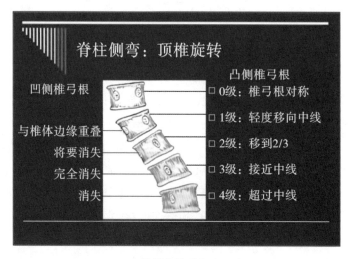

椎体旋转分级

脊柱侧弯的种类有很多,家长会比较疑惑:自己的孩子属于哪一种侧弯?可以进行哪些治疗呢?那么家长可以从下面的内容中探寻答案。全面地了解一下脊柱侧弯的分型,试着找出自己孩子对应的侧弯类型,对应的矫形器应该是什么样的,可以更好地指导您监督孩子接受治疗。

脊柱侧弯的分型方法有很多种,常见的分型方法有协和分型系统、Rigo分型、施罗特分型、King-Moe分型系统、Lenke分型系统。前三种分型方法主要适用于脊柱侧弯的保守治疗,后两种分型用于手术治疗。通过对脊柱侧弯进行分型,可以很好地降低脊柱侧弯的复杂性,帮助我们找到不同脊柱侧弯的相似之处,从而制订出对应的治疗方案。

(一)协和分型系统

协和分型系统是北京协和医院骨科与康复医学科团队以 PUMC 手术分型为基础,结合大量特定性训练青少年特发性脊柱侧弯的资料所建立的一套保守治疗分型系统。协和分型系统共分为 0 型、Ⅰ型(亚型Ⅰ0、Ⅰa、Ⅰb、Ⅰc)、Ⅱ型(亚型Ⅱa、Ⅱb、Ⅱc)、Ⅲ型。这种分型方法直观易懂,家长更容易理解,从而可以确定自己孩子究竟是哪种脊柱侧弯。

1.0 型

微小弯,一般为一个弯,Cobb 角为 0～10°。

2.Ⅰ型

(1)Ⅰ0 型:位于上胸部的一个侧弯,从孩子背后看可以发现凸侧肩膀高于凹侧肩膀。

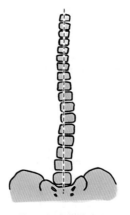
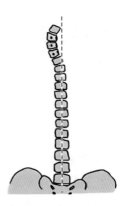

协和分型系统 0 型　　　　　协和分型系统Ⅰ0 型

（2）Ⅰa 型：位于胸部的一个侧弯，顶点位于胸 2 至胸 12 椎间盘，从孩子背后看可以发现凸侧胸廓突出，凹侧胸廓平坦或凹陷。

（3）Ⅰb 型：位于胸腰部的一个侧弯，顶点位于胸 12、腰 1，从孩子背后看可以发现凸侧胸廓和腰切迹突出。

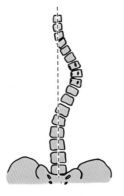
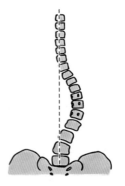

协和分型系统Ⅰa 型　　　　　协和分型系统Ⅰb 型

（4）Ⅰc 型：位于腰部的一个侧弯，顶点位于腰 1 至腰 2 椎间盘、腰 4 至腰 5 椎间盘，从孩子背后看可以发现凸侧腰切迹突出，凹侧腰切迹平坦或凹陷，胸廓两侧对称。

3. Ⅱ型

(1)Ⅱa型:胸部有两个侧弯,即上胸弯+胸弯。从孩子背后看可以发现上胸弯凸侧肩高于凹侧肩;胸弯凸侧胸廓突出,胸弯凹侧胸廓平坦或凹陷。

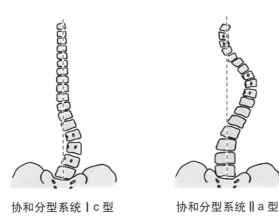

协和分型系统Ⅰc型　　　　　协和分型系统Ⅱa型

(2)Ⅱb型:一共有两个侧弯,胸弯+胸腰弯或腰弯,胸弯>胸腰弯或腰弯10°以上。从孩子背后看可以发现凸侧胸廓和腰切迹均突出,凹侧胸廓和腰切迹均平坦或凹陷。

(3)Ⅱc型:一共有两个侧弯,上胸弯+胸腰弯或腰弯,胸弯与胸腰弯或腰弯大小差不多,相差角度小于10°。从孩子背后看可以发现上胸弯凸侧肩高于凹侧肩;胸腰弯或腰弯凸侧胸廓和(或)腰切迹突出,凹侧胸廓和(或)腰切迹平坦或凹陷。

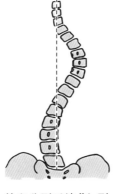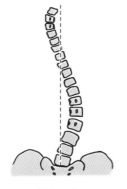

协和分型系统Ⅱb型　　　　　协和分型系统Ⅱc型

4. Ⅲ型

一共有三个侧弯,即上胸弯+胸弯+胸腰弯或腰弯。从孩子背后看可以发现上胸弯凸侧肩高于凹侧肩;胸弯、胸腰弯或腰弯凸侧胸廓和腰切迹突出,胸弯、胸腰弯或腰弯凹侧胸廓和腰切迹平坦或凹陷。

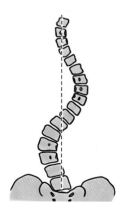

协和分型系统Ⅲ型

(二)Rigo 分型

Rigo 分型是结合患儿的形体外观,以及影像学标准进行分类,用于脊柱侧弯保守治疗。大体上分为四类,第一类特点是脊柱有三个弧,形状像英文字母 C(以下简称"3C");第二类特点是脊柱有四个弧,形状像英文字母 S(以下简称"4C");第三类特点是既不像三个弧也不像四个弧(以下简称"N3N4");第四类特点是单独只有一个弧形在腰部或者胸腰结合部(以下简称"L/TL")。在以上四大类的基础上,又细化分出多种分型,特点也有所不同,每种分型都对应的有脊柱侧弯矫正器。下面就给家长解读一下各分型的特点,方便家长找到对应的类型,以及适配的脊柱侧弯矫正器形态。

注:为方便表述,下文颈椎简称 C,胸椎简称 T,腰椎简称 L,骶椎简称 S。

1. Rigo 3C 的亚分型

（1）A1 型。

临床特征：骨盆向胸部凹侧移动，并且向外突出；身体重心在胸部凸侧，胸部凸侧的腿承重；胸骨向胸部凸侧移动，如果骨盆没有向一侧移动，那么胸骨往往向胸部凹侧移动；胸背部肋隆突背部凸起较长，同侧腰部也能见到凸起。

X 射线特征：单胸弯，顶椎位于 $T_6 \sim T_{10}$。背面观可见顶椎凸侧胸廓突出，凹侧胸廓平坦或凹陷，腰切迹双侧对称或胸椎凸侧腰切迹突出；前屈位观可见顶椎凸侧背部隆起。

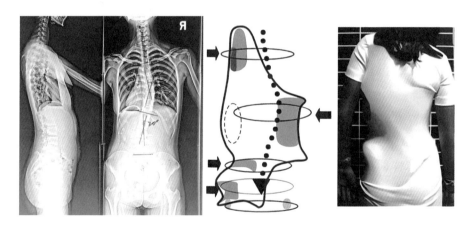

A1 型 X 射线特征图及适配脊柱侧弯矫正器

（2）A2 型。

临床体征：骨盆，向胸部凹侧移动，并且向外突出；躯干，身体重心在胸部凸侧，胸部凸侧的腿承重；胸骨，向胸部凸侧移动，如果骨盆没有向一侧移动，那么胸骨往往向胸部凹侧移动；肋隆突，胸背部有一个肋隆突，对侧无或有较小的腰部凸起。

X 射线特征：双胸弯，即上胸弯 + 胸弯。背面观可见上胸弯顶椎凸侧肩高于凹侧肩，胸弯顶椎凸侧胸廓突出，胸弯凹侧胸廓平坦或凹陷；前屈位观可见上胸弯、胸弯顶椎凸侧背部隆起。

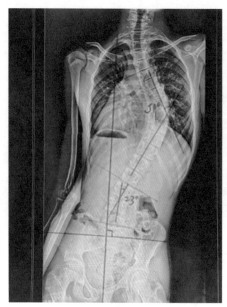 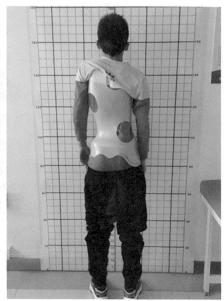

A2 型 X 射线特征图及适配脊柱侧弯矫正器

（3）A3 型。

临床体征：骨盆，向胸凹侧移，并向外突；躯干，失衡，重心在胸凸侧，胸凸侧腿承重；胸骨，向胸凸侧移，如骨盆无侧移，则胸骨向胸凹侧移；肋隆突，胸背部有一肋峰，对侧有较小的腰部隆突。

X 射线特征：主胸弯（顶椎在 $T_5 \sim T_9$），次腰弯（顶椎在 $L_2 \sim L_4$），$L_4 \sim L_5$ 倾斜（向下）至胸凹侧（即阴性 $L_4 \sim L_5$ 倾斜）；T_1 位于胸凸侧；可伴有近胸弯（顶椎在 $T_2 \sim T_4$）。

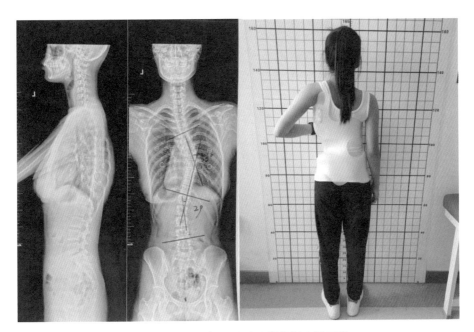

A3 型 X 射线特征图及适配脊柱侧弯矫正器

2. Rigo 4C 的亚分型

（1）B1 型。

临床特征：骨盆向胸凸侧移，并向外突；胸骨向胸凹侧移；躯干重心在胸凹侧，胸凹侧脚承重；胸背部有一肋隆突，对侧腰部或胸腰段隆突；常伴胸凹侧的足外翻、髋内旋。

X 射线特征：双弯，主胸弯顶椎在 $T_5 \sim T_9$，腰弯顶椎在 $L_2 \sim L_4$ 或胸腰弯顶椎在 $T_{12} \sim L_1$，阳性 $L_4 \sim L_5$ 倾斜（腰骶反弯）。顶椎在胸凹侧，T_1 位于胸凹侧。近胸弯顶椎在 $T_2 \sim T_4$。

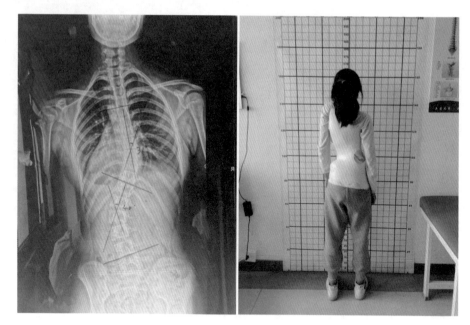

B1 型 X 射线特征图及适配脊柱侧弯矫正器

（2）B2 型。

临床特征：骨盆向胸凸侧移，并向外突，胸骨向胸凹侧移；躯干重心在胸凹侧，胸凹侧脚承重；背部有轻度肋隆突，胸腰部突出明显；常伴胸凹侧的足外翻、髋内旋。

X 射线特征：主胸腰弯（顶椎在 $T_{12} \sim L_1$）+小胸弯，腰弯顶椎位于 L_2（或 L_3）或低位胸腰弯（L_1），阳性 $L_4 \sim L_5$ 倾斜（腰骶反向侧凸）；过渡点在胸凹侧，T_1 位于胸凹侧；可伴有近胸弯（顶椎在 $T_2 \sim T_4$）。

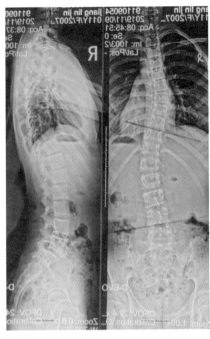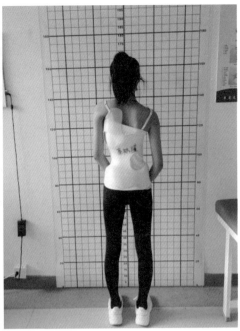

B2 型 X 射线特征图及适配脊柱侧弯矫正器

3. Rigo N3 N4 的亚分型

（1）C1 型。

临床体征：骨盆中立，躯干平衡；显著肋隆突，腰椎呈直线。

X 射线特征：单胸弯，胸弯顶椎位于 $T_8 \sim T_9$，无明显腰弯；$L_4 \sim L_5$ 呈水平位。可伴有近胸弯（顶椎在 $T_2 \sim T_4$）。

（2）C2 型。

临床体征：骨盆中立，躯干平衡；显著肋隆突，对侧腰部明显隆突。

X 射线特征：主胸弯+腰弯；可伴有近胸弯（顶椎在 $T_2 \sim T_4$）。

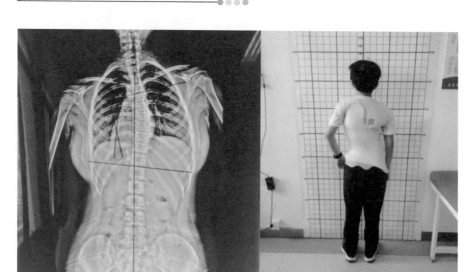

C1 型 X 射线特征图及适配脊柱侧弯矫正器

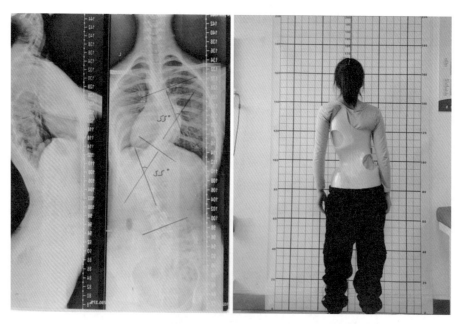

C2 型 X 射线特征图及适配脊柱侧弯矫正器

4. Rigo L/TL 的亚分型

（1）E1 型。

临床体征：骨盆移向腰凹侧；躯干不平衡，重心在腰凸侧；显著腰隆突。

X 射线特征：单腰弯，无胸弯，腰弯顶椎位于 $L_1 \sim L_2$。

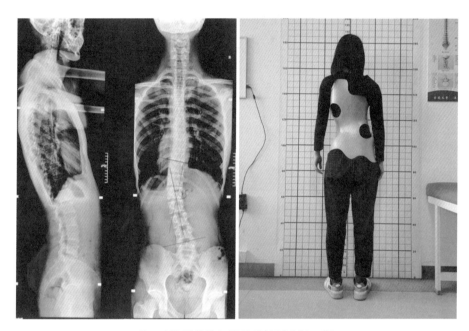

E1 型 X 射线特征图及脊柱侧弯矫正器

（2）E2 型。

临床体征：骨盆移向腰凹侧，躯干不平衡，重心在腰凸侧；明显的胸腰段隆突。

X 射线特征：单胸腰弯，顶椎位于 T_{12}；T_1 在腰凸侧。

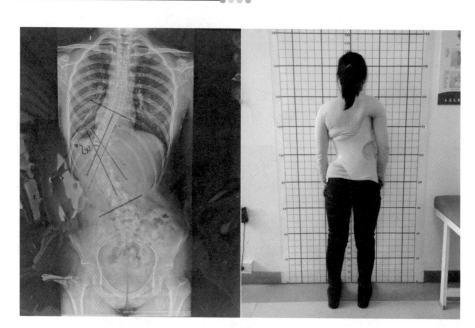

E2 型 X 射线特征图及脊柱侧弯矫正器

（三）施罗特分型

从后面观察,把脊柱分为四部分:H,髋-骨盆模块;L,腰部模块;T,胸部模块;S,肩模块。最大的 Cobb 角处于哪一节段就以哪一节段命名。

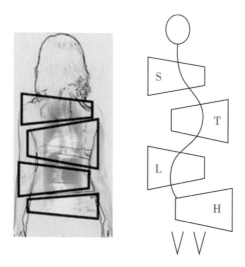

施罗特分型模块

（四）King-Moe **分型系统**

依据侧弯部位、顶椎、侧弯严重程度、柔韧度和代偿弯曲等将脊柱侧弯归纳为五种类型。

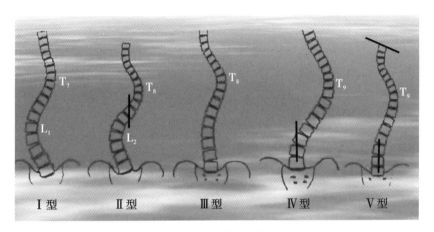

King-Moe 分型系统

（五）Lenke **分型系统**

根据患者的冠状面和矢状面 X 射线片，尽可能立体、综合、全面地对特发性脊柱侧弯进行分型，可以更加精确地比较形态相似的脊柱侧弯的不同之处，细化分类，便于医生制订出相应的手术治疗方案。

（范起萌 李腾霖 王叙锦 解 益 杨作辉 吴会东）

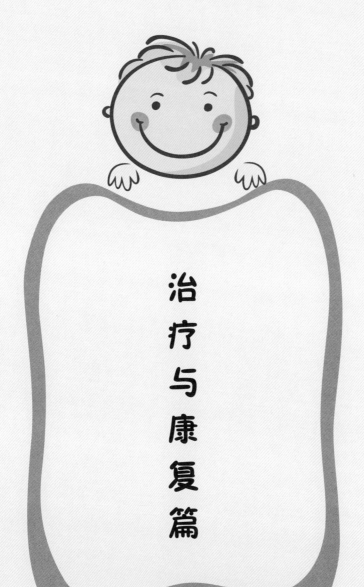

治疗与康复篇

一 保守治疗

　　脊柱侧弯的治疗主要有保守治疗和手术治疗两种。家长朋友们要注意，不是发现孩子得了脊柱侧弯就要马上做手术，首选还是保守治疗，大多数的脊柱侧弯是可以通过保守治疗得到一定程度的康复或者控制侧弯角度进一步增大的。

　　手术治疗前是有一段观察期的，需要家长和医生共同监测侧弯变化的速度和弯度的加剧程度。当侧弯角度超过40°时才考虑手术治疗，但也不是必须进行手术，侧弯角度增加缓慢或停止的患儿完全可以不用手术治疗（先天性脊柱侧弯除外）。

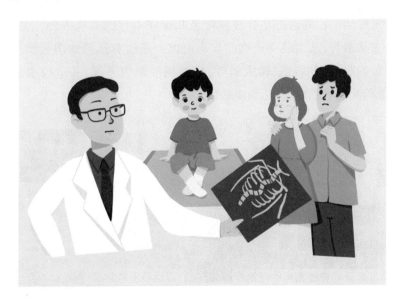

　　目前有许多保守治疗脊柱侧弯的办法，主要根据患儿脊柱侧弯的角度来选择。

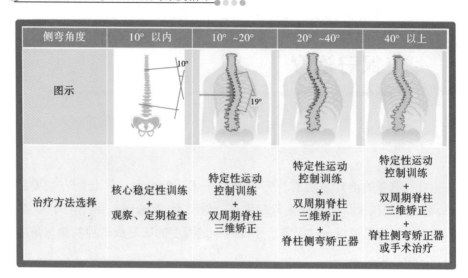

侧弯角度	10°以内	10°~20°	20°~40°	40°以上
图示				
治疗方法选择	核心稳定性训练 + 观察、定期检查	特定性运动 控制训练 + 双周期脊柱 三维矫正	特定性运动 控制训练 + 双周期脊柱 三维矫正 + 脊柱侧弯矫正器	特定性运动 控制训练 + 双周期脊柱 三维矫正 + 脊柱侧弯矫正器 或手术治疗

保守治疗方法选择

（一）特定性运动控制训练

特定性运动控制训练是脊柱侧弯患儿保守治疗的首选方法，前提是患儿需要主动参与，从而建立正确的仪态习惯。通过有选择地增强维持脊柱正常姿势的肌肉，如腹肌、腰大肌等，使两侧的肌力平衡，并牵拉挛缩的肌肉、韧带和其他软组织，以达到矫形目的。

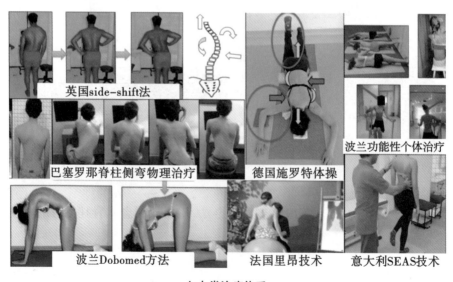

英国side-shift法

波兰功能性个体治疗

巴塞罗那脊柱侧弯物理治疗

德国施罗特体操

波兰Dobomed方法

法国里昂技术

意大利SEAS技术

七大类治疗体系

目前国际上通用的主要有七大类治疗体系：意大利 SEAS 技术、法国里昂技术、巴塞罗那脊柱侧弯物理治疗、波兰 Dobomed 方法、德国施罗特体操、英国 side-shift 法、波兰功能性个体治疗。每种方法的目的都是重新调整脊柱、肋骨、肩膀和骨盆至"正常"解剖姿势。

需要注意的是，特定性运动控制训练对不同发展阶段和不同类型的脊柱侧弯有不同的效果。对于少儿或青春前期轻度特发性侧弯、可屈性好且尚无明显结构性改变者，特定性运动控制训练可达到良好的治疗效果；而对结构性改变明显及先天性侧弯则很难单独通过特定性运动控制训练矫形，需与其他非手术治疗特别是双周期脊柱三维矫正技术和脊柱侧弯矫正器配合应用。

（二）双周期脊柱三维矫正技术

双周期脊柱三维矫正技术采用交替式双周期模式，在纵向、横向、轴向三个方向对异常的脊柱结构进行三维减压矫正（如脊柱侧弯、脊柱生理曲度改变、腰椎间盘突出等脊柱骨病）。尤其提高了青春期大角度脊柱侧弯患者的救治率。工作原理：首先在矢状面和冠状面纵向减压，水平面轴向调整脊柱的旋转，冠状面横向三点力系减压矫正，然后在纵向和横向交替施力。交替式周期性三维减压矫正既可以迅速渐进式牵拉脊柱侧弯凹侧的软组织，又可以保护脊柱侧弯凸侧的软组织免受牵拉（注：对于大角度脊柱侧弯患者利用周期性脊柱三维减压矫正后，再辅以脊柱生物力学矫形器维持矫正疗效）。

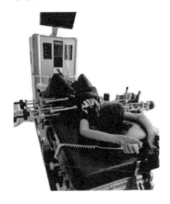
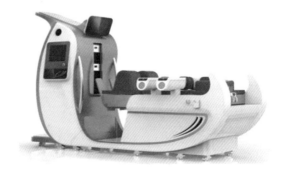

双周期脊柱三维矫正技术

（三）脊柱侧弯矫正器

脊柱侧弯矫正器是套在孩子身上的一个"外壳"，可以有效地矫正脊柱侧弯，防止脊柱侧弯进一步加重。它的治疗原理是在侧弯的脊柱上施加三个或四个点的力，从而矫正脊柱侧弯。

穿戴矫正器后，孩子会感受到矫正器传递给身体某些部位的挤压感，目的是提醒并纠正孩子把身体摆正，限制孩子不正确的姿势，改变孩子以往不良的运动行为，让脊柱能够正常生长。

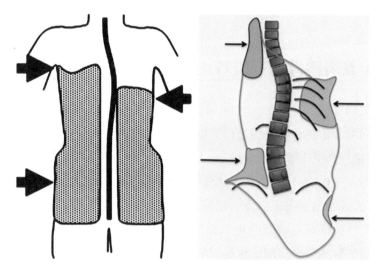

脊柱侧弯矫正器三点力和四点力原理

对于患特发性脊柱侧弯的孩子来说，在快速生长发育阶段（女孩 15 岁以前，男孩 17 岁以前），如果不佩戴脊柱侧弯矫正器，侧弯角度可能会在几个星期内增加 20°～40°。所以要一直佩戴矫正器到骨骼发育成熟，随后再逐渐减少矫正器佩戴时间。当孩子骨骼已经发育成熟，并且侧弯角度没有超过 50°，就可以不使用了。

脊柱侧弯矫正器种类有很多，常见的有波士顿矫形器、色努支具、里昂支具、密尔沃基支具等，医生会根据孩子的病情选配适合的矫正器进行治疗。

市面上脊柱侧弯矫正器品质、效果参差不齐,合适、合格的矫正器才能起到治疗或控制脊柱侧弯的作用,家长对于脊柱侧弯矫正器的选择要慎重。建议在给孩子选择矫正器的时候,优先考虑用电脑辅助、扫描设计的矫正器,这种矫正器更舒适、轻便,孩子会更愿意穿。

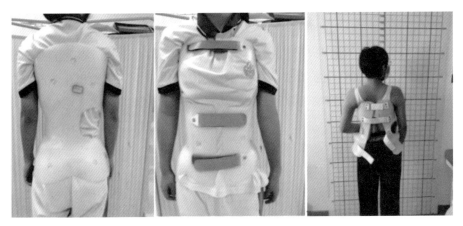

失败的脊柱侧弯矫正器

（四）手法辅助矫正

从体表观察侧弯的脊柱,凸侧背部和凹侧前胸隆起明显,凹侧背部和凸侧前胸则呈现相反的凹陷。这是因为在发生侧弯时,胸廓也会跟着脊柱发生扭转,呼吸也会出现不对称。因此,在进行特定性训练之前,需要在治疗师的辅助下调整呼吸模式。具体操作如下。

患者正坐,目视前方,下颌微收,脊柱保持拉伸状态,双手置于大腿上,两臂保持自然下垂。

（1）治疗师一只手置于凸侧隆突处,另一只手置于凹侧隆突,嘱患者向凸侧侧倾,同时用鼻子向凹侧吸气,嘴巴呼气时回正。当存在多个侧弯时,由上到下逐一调整,方法同理。

（2）治疗师双手置于胸廓两侧凹陷处,引导患者用鼻子向凹陷处自然吸气,然后嘱患者用嘴巴自然呼气,如此反复,直至能够感受到凹陷处能鼓起。然后在此动作基础之上,吸气时在凹侧施加吸气阻力,呼气时嘱患者发出"嘶""嘻"或"呲"的声音,同时尽量保持凹陷处鼓起状态。

（五）物理因子治疗

物理因子治疗主要是用超声波、冲击波、电流等治疗，帮助脊柱侧弯孩子增强凸侧肌肉力量、缓解腰背部的疼痛，这种方法直接作用在孩子皮肤上，不会造成创伤，并且便捷。当孩子得了脊柱侧弯，背部的肌肉力量、形状就会不对称，通过物理因子治疗可以刺激背部的肌肉，增强肌肉力量。此外，如果孩子长时间坐在课桌前学习，就会比其他孩子更容易出现疲劳，时间长了就可能出现疼痛，可以通过物理因子治疗来缓解。

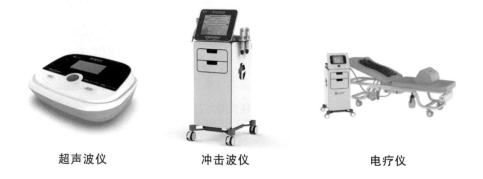

超声波仪　　　　　　　冲击波仪　　　　　　　电疗仪

（六）居家矫形训练

脊柱侧弯一旦发生就需要积极治疗。对于 Cobb 角<10°的侧弯儿童，我们还无法判断未来侧弯是否会加重，就可以采取预防性矫形训练，每 3 ~ 6 个月复查脊柱状态；对于 Cobb 角在 10° ~ 20°的侧弯儿童，依据协和分型系统，需进行特定性运动控制训练和双周期脊柱三维矫正技术，配合手法辅助矫正，或者借助脊柱侧弯矫正器进行治疗；对于 Cobb 角在 20° ~ 40°的儿童，需要严格接受特定性运动控制训练、双周期脊柱三维矫正治疗、手法辅助矫正及脊柱侧弯矫正器综合治疗；对于 Cobb 角在 40°以上的儿童，可以尝试前面提到的保守治疗方法，无效的情况下尽早接受手术治疗，以免延误治疗。

下面是一些简单的居家矫形训练，家长可以根据孩子的情况来监督孩子做好家庭训练。

1. 预防性矫形训练(Cobb 角<10°)

(1)柔韧性训练(若脊柱无柔韧性功能障碍,可略过)

1)背部拉伸。

动作要领:①自然站立,双脚与肩同宽或略比肩宽,两眼目视前方;②双手紧握,双臂前伸,臀部后坐,背部下压至背部有拉伸感。

注意事项:注意双膝关节不要打弯,背部要保持挺直。

训练频次:1 组,每组 20～30 次。

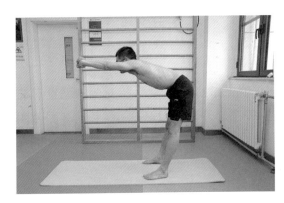

背部拉伸

2)弓步侧拉。

动作要领:①弓箭步姿势,后腿膝部到前腿足跟的距离约为一个小腿的距离;②后腿侧手扶前支撑腿膝部以保持稳定,前腿同侧手臂贴于耳侧置于头顶上方;③保持骨盆和下肢稳定,脊柱向后侧支撑腿侧屈至最大。

注意事项:保持脊柱稳定,整个运动过程中骨盆要摆正,身体不要发生前屈。

训练频次:1 组,每组 20～30 次。

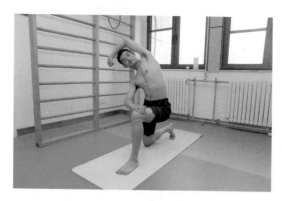

弓步侧拉

3）臀部拉伸。

动作要领：①单腿支撑站立，同侧手持对侧脚踝置于支撑腿大腿前侧；②最大限度缓慢屈膝、屈髋下蹲，过程中手臂辅助维持平衡和稳定。

注意事项：保持脊柱和下肢稳定，注意脊柱不要发生屈曲和侧屈代偿，膝关节不要超过脚尖。

训练频次：1组，每组20~30次。

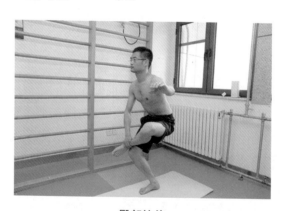

臀部拉伸

4）髂腰肌拉伸。

动作要领：①双手置于腰间，弓箭步缓慢下蹲；②身体重心前移，拉伸后侧大腿前侧肌群，双侧交替拉伸。

注意事项：身体保持直立。

训练频次:1 组,每组 20 ~ 30 次。

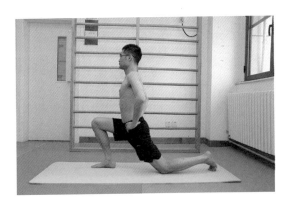

髂腰肌拉伸

5)脊柱旋转拉伸(仰卧)。

动作要领:①仰卧位,双臂打开与躯干呈"T"字形;②一侧腿屈膝、屈髋 90°,向另一侧伸膝向下触碰地面,而后回位。

注意事项:整个过程上肢和头部保持放松,注意手臂不要主动发力。

训练频次:1 组,每组 20 ~ 30 次。

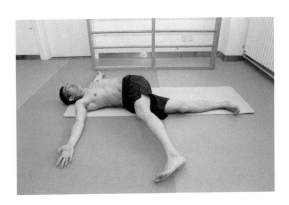

脊柱旋转拉伸(仰卧)

6)脊柱旋转拉伸(俯卧)。

动作要领:①俯卧位,双臂打开与身体呈"T"字形;②一侧腿屈膝 90°,向 上后向另一侧向下触碰地面,然后回位。

注意事项:整个过程上肢和头部保持放松,注意手臂不要主动发力。

训练频次:1组,每组20~30次。

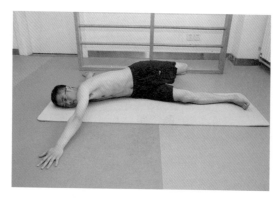

脊柱旋转拉伸(俯卧)

(2)肌力训练

1)俯卧背伸。

目标肌群:背肌。

动作要领:①俯卧位,双手置于耳侧,两臂打开,下颌微收;②背部做伸展动作,而后回位。

注意事项:头部不要过度后仰,保持下颌微收,脚不抬离地面。

训练频次:3组,每组20~30次,组间歇1分钟。

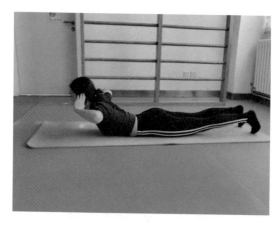

俯卧背伸

2）旱地游泳。

目标肌群：背肌、臀肌。

动作要领：①俯卧位，双臂前伸，双腿并拢；②一侧手臂和对侧腿抬起、落下，两侧交替。

注意事项：头部不要过度后仰，保持下颌微收。

训练频次：3 组，每组 20 ～ 30 次，组间歇 1 分钟。

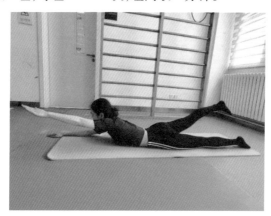

旱地游泳

3）跪姿后抬腿。

目标肌群：臀肌。

动作要领：①四点跪位，双手推地保持稳定，头部与脊柱呈一条线；②一侧腿屈膝 90°，然后做最大伸髋，而后回位。

注意事项：头部保持下颌微收，眼睛盯着地面。

训练频次：3 组，每组 20 ～ 30 次，组间歇 1 分钟。

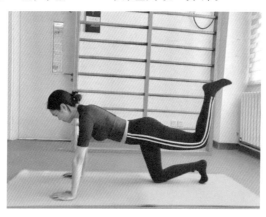

跪姿后抬腿

4)平板支撑。

目标肌群:躯干前侧肌群。

动作要领:①手足四点支撑呈平板状,躯干与腿部保持一条直线;②双手推地,臀部收紧,腿部夹紧。

注意事项:上胸段不要塌陷,过程中保持脊柱稳定。

训练频次:3 组,每组 1~2 分钟,组间歇 1 分钟。

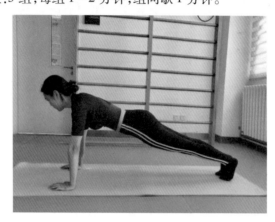

平板支撑

5)静态臀桥。

目标肌群:躯干背侧肌群。

动作要领:①仰卧位屈膝,肩背部与足跟支撑,踝关节背伸,双臂置于身体两侧;②双臂和双足推地撑起呈平板状,臀部收紧。

注意事项:腰部不能顶腰或塌陷,脊柱保持稳定。

训练频次:3 组,每组 1~2 分钟,组间歇 1 分钟。

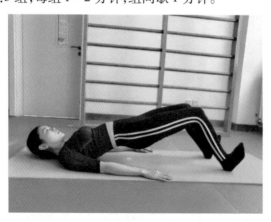

静态臀桥

6）侧向平板。

目标肌群：躯干侧方肌群。

动作要领：①侧卧位，下方手臂屈肘支撑，脊柱挺直，双腿并拢；②手臂推地，将身体支撑起来。

注意事项：身体保持平直，臀部不要后坐，脊柱保持稳定。

训练频次：3 组，每组 1～2 分钟，组间歇 1 分钟。

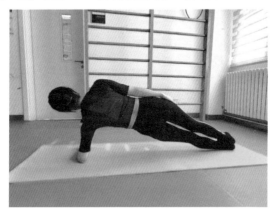

侧向平板

（3）脊柱稳定控制训练

1）燕式平衡。

动作要领：①四点跪位，双手双脚连线在垫上呈长方形；②一侧手臂和对侧腿伸直，保持一定时间的平衡。

注意事项：下颌微收，头部与脊柱保持一条直线。

训练频次：3 组，每组 1～2 分钟，组间歇 1 分钟。

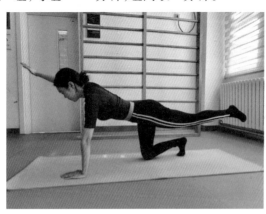

燕式平衡

2）坐姿拍击。

动作要领：①坐位，屈膝、屈髋90°，双臂置于身体两侧；②保持屈髋、屈膝角度，足部悬空，双臂节律性上下拍打。

注意事项：下颌微收，头部与脊柱保持一条直线。

训练频次：3组，每组1～2分钟，组间歇1分钟。

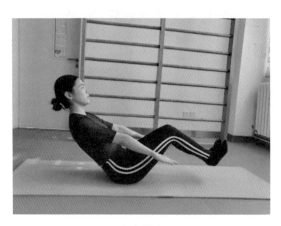

坐姿拍击

3）坐姿收腿。

动作要领：①坐位，屈膝、屈髋90°，双臂上举；②身体微后仰，足部悬空，双腿交替前伸。

注意事项：下颌微收，头部与脊柱保持一条直线。

训练频次：3组，每组1～2分钟，组间歇1分钟。

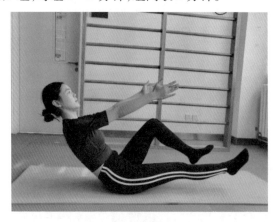

坐姿收腿

4)原地爬行。

动作要领:①四点位,双手双脚连线在垫子上呈长方形;②一侧手和对侧脚同时向前移动,两侧交替行进。

注意事项:膝关节微屈膝,保持背部平直,行进过程中臀部不要左右摆动。

训练频次:3 组,每组 2 ~ 3 分钟,组间歇 1 分钟。

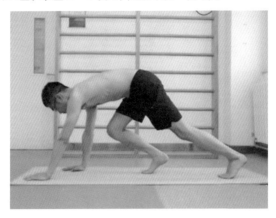

原地爬行

5)直立屈髋。

动作要领:①自然站立,双脚与肩同宽或略比肩宽,双手置于耳侧,双臂外展;②身体前屈,保持背部平直,臀部后坐。

注意事项:始终保持手臂打开,背部平直。

训练频次:3 组,每组 2 ~ 3 分钟,组间歇 1 分钟。

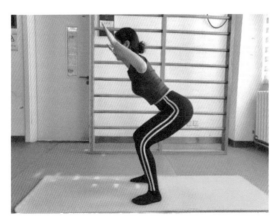

直立屈髋

6) YTW 划船。

动作要领:①自然站立,屈膝、屈髋,臀部后坐,背部挺直,双手掌心向前置于体侧;②双手沿身体平面上下移动至最大幅度。

注意事项:尽量保持手臂和脊柱在一个平面,保持背部平直。

训练频次:3 组,每组 2~3 分钟,组间歇 1 分钟。

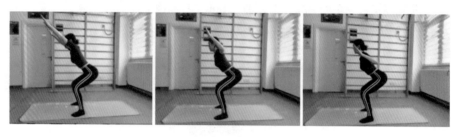

YTW 划船

7) 硬拉摇摆。

动作要领:①自然站立,双脚与肩同宽或略比肩宽,双手握拳并拢置于躯干前侧;②屈膝、屈髋,臀部后坐,呈半蹲姿势,手臂上下摆动。

注意事项:膝关节不要超过脚尖,背部保持平直。

训练频次:3 组,每组 2~3 分钟,组间歇 1 分钟。

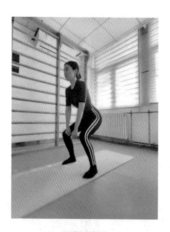

硬拉摇摆

8）单腿硬拉。

动作要领：①自然站立，双臂自然下垂；②以支撑腿为轴，身体前屈，躯干和另一侧腿呈一条直线，尽力保持稳定，两侧交替进行。

注意事项：身体不要发生侧翻，保持下肢伸直、背部平直。

训练频次：3 组，每组 2 ~ 3 分钟，组间歇 1 分钟。

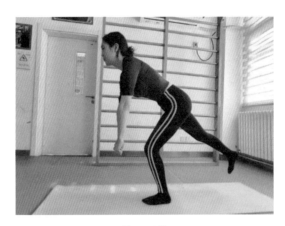

单腿硬拉

9）深蹲。

动作要领：①自然站立，双脚与肩同宽或略比肩宽，双臂前伸；②屈膝、屈髋下蹲，臀部后坐至最大程度。

注意事项：膝关节不要超过脚尖，背部保持平直。

训练频次：3 组，每组 20 ~ 30 次，组间歇 1 分钟。

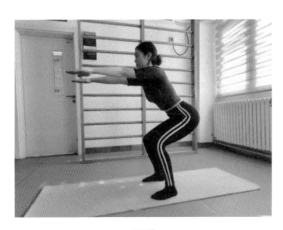

深蹲

10)弓步蹲。

动作要领:①弓箭步,双手置于腰侧,足跟到对侧膝约一个小腿的距离;②身体缓慢下蹲。

注意事项:身体重心上下移动,不要出现前后移动。

训练频次:3 组,每组 20～30 次,组间歇 1 分钟。

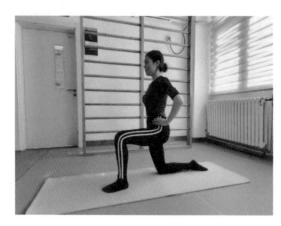

弓步蹲

11)原地踏步。

动作要领:①自然站立,双脚并齐,双臂自然下垂;②手脚协调前后摆动,保持脊柱稳定。

注意事项:保持脊柱和下肢稳定。

训练频次:1 组,3～5 分钟。

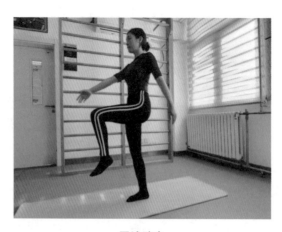

原地踏步

12）箭蹲跳。

动作要领：①自然站立，双脚并齐，双臂自然下垂；②双脚发力跳起，落地呈弓箭步，双手协同摆臂。

注意事项：身体保持平直。

训练频次：3 组，每组 20～30 次，组间歇 1 分钟。

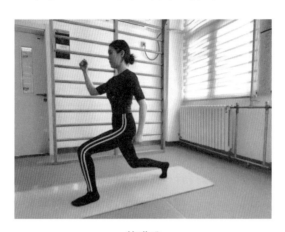

箭蹲跳

13）高抬腿。

动作要领：①自然站立，双脚并齐，双臂自然下垂；②双下肢左右高抬腿至大腿与地面水平，两臂协同运动。

注意事项：脊柱和下肢保持稳定。

训练频次：3 组，每组 20～30 次，组间歇 1 分钟。

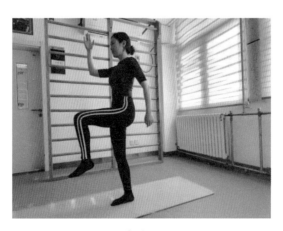

高抬腿

2. 特定性运动控制训练(Cobb 角>10°)

依据功能评估结果,如出现左右侧屈功能不对称或前屈时身体往一侧偏斜的情况,需要先进行上一部分脊柱柔韧性和肌力训练,若无上述功能障碍可直接依据协和分型系统(0 型、Ⅰ0 型、Ⅰa 型、Ⅰb 型、Ⅰc 型、Ⅱa 型、Ⅱb 型、Ⅱc 型、Ⅲ型)进行特定性运动控制训练。此处,我们以胸弯右凸为例,胸弯左凸儿童训练镜像动作。

(1)0 型侧弯

1)坐位自我矫正训练。

动作要领:①正坐在凳子上,双手交叉胸前置于肩部,锁定胸椎;②躯干向左侧旋转至最大,然后向左侧移至最大;③固定腰椎不动,上躯干回正;④头部上顶,拉伸脊柱,此时背部能够感受到一侧肌肉发紧;⑤躯干在呼气时前倾,吸气时后仰,过程中保持脊柱平直,头部和脊柱呈一条直线。

注意事项:注意吸气过程,每次吸气使凹陷处达到最大充盈。

训练频次:6~8 组,每组 10 次,组间歇 1 分钟。

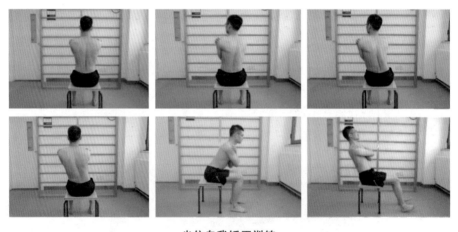

坐位自我矫正训练

2)自我矫正+坐起。

动作要领:①坐位,双手交叉胸前置于肩部,锁定胸椎;②躯干向左侧旋转至最大,然后向左侧移至最大;③固定腰椎不动,上躯干回正;④头部上顶,拉伸脊柱,此时背部能够感受到一侧肌肉发紧;⑤身体重心前移,逐渐由坐位到站位;⑥坐立时吸气,站立时呼气,过程中保持脊柱矫正状态和下肢稳定。

注意事项:注意吸气过程,每次吸气使凹陷处达到最大充盈。

训练频次:6~8组,每组10次,组间歇1分钟。

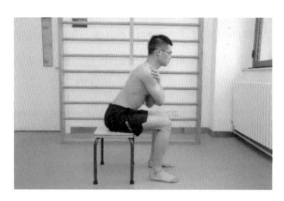

自我矫正+坐起

3)自我矫正+弓步前后摆。

动作要领:①弓箭步跪姿,双手交叉胸前置于肩部,锁定胸椎;②躯干向左侧旋转至最大,然后向左侧移至最大;③固定腰椎不动,上躯干回正;④头部上顶,拉伸脊柱,此时背部能够感受到一侧肌肉发紧;⑤躯干在呼气时前倾,吸气时回正,过程中保持脊柱平直,头部和脊柱呈一条直线。

注意事项:注意吸气过程,每次吸气使凹陷处达到最大充盈。

训练频次:6~8组,每组10次,组间歇1分钟。

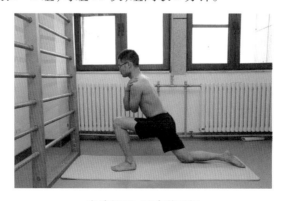

自我矫正+弓步前后摆

4）自我矫正+前推。

动作要领：①弓箭步站姿，双手交叉胸前置于肩部，锁定胸椎；②躯干向左侧旋转至最大，然后向左侧移至最大；③固定腰椎不动，上躯干回正；④头部上顶，拉伸脊柱，此时背部能够感受到一侧肌肉发紧；⑤稳定脊柱和下肢，双手离开肩部上举，置于肋木或墙上；⑥呼气时躯干前推肋木或墙，吸气时放松，过程中保持脊柱平直，头部和脊柱呈一条直线。

注意事项：注意吸气过程，每次吸气使凹陷处达到最大充盈。

训练频次：6～8组，每组10次，组间歇1分钟

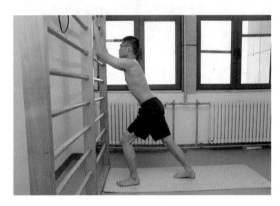

自我矫正+前推

（2）Ｉ0型侧弯

1）仰卧位训练。

动作要领：①仰卧位，屈膝、屈髋，左手自然放于右侧肋骨处，右手向头侧伸展，掌心向上抓握于肋木架上；②以顶椎为中心，沙袋置于背部，高度调整至患者出现轻度不适；③嘱患者向胸廓左前上部凹陷处吸气，然后发出"嘶""嘻"或"呲"的声音呼气，同时右手臂下拉肋木，尽量保持胸廓矫正形态，如此反复。

注意事项：注意吸气过程，每次吸气使凹陷处达到最大充盈。

训练频次：6～8组，每组10次，组间歇1分钟。

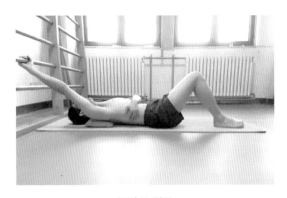

仰卧位训练

2)侧坐位训练。

动作要领:①坐位,左手向下伸直,掌心向上抓握肋木,右手臂向上伸直,掌心向下抓握肋木;②嘱患者向胸廓凹陷处吸气,然后呼气并发出"嘶""嘻"或"呲"的声音,同时双臂下拉、上提肋木,尽量保持胸廓矫正形态,如此反复。

注意事项:注意吸气过程,每次吸气使凹陷处达到最大充盈。

训练频次:6～8组,每组10次,组间歇1分钟。

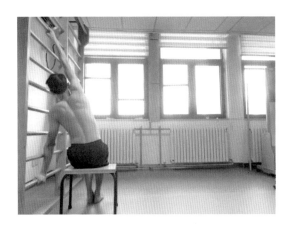

侧坐位训练

3）正坐位训练。

动作要领：①坐位，左手臂屈肘90°，小臂外旋，掌心向后抓握肋木，右手臂向上伸直，掌心向下抓握肋木；②嘱患者向胸廓凹陷处吸气，然后呼气并发出"嘶""嘻"或"呲"的声音，同时双臂下拉、上提肋木，尽量保持胸廓矫正形态，如此反复。

注意事项：注意吸气过程，每次吸气使凹陷处达到最大充盈。

训练频次：6～8组，每组10次，组间歇1分钟。

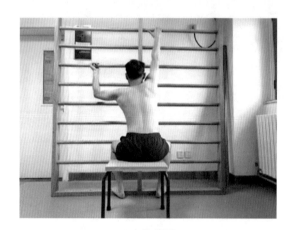

正坐位训练

（3）Ⅰa型和Ⅰb型侧弯

1）右侧卧位训练。

动作要领：①右侧卧位，沙袋置于主弯弧顶；②左侧手臂上举置于耳侧，左腿伸直勾脚尖；③鼻子向左后方凹陷处吸气使其鼓起，呼气维持并发出"嘶"或"喊"的声音，同时保持凹陷处不塌陷；④呼气时左手向上、左脚向下相背用力，呼气结束后放松。

注意事项：注意吸气过程，每次吸气使凹陷处达到最大充盈。

训练频次：6～8组，每组10次，组间歇1分钟。

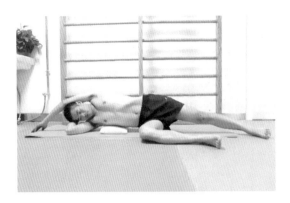

右侧卧位训练

2）左侧卧位训练。

动作要领：①左侧卧位，左臂屈肘支撑于垫上，右手置于右肩上方，手臂旋后，左腿伸直，右腿屈膝、屈髋90°，脊柱呈反向侧凸；②鼻子向左后方凹陷处吸气使其鼓起，呼气维持并发出"嘶"或"喊"的声音，同时保持凹陷处不塌陷；③呼气时左臂推地，右臂旋后发力，左脚向下蹬。

注意事项：注意吸气过程，每次吸气使凹陷处达到最大充盈。

训练频次：6~8组，每组10次，组间歇1分钟。

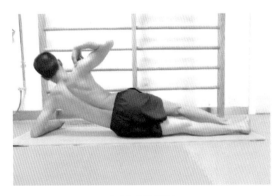

左侧卧位训练

3）跪坐位训练。

动作要领：①跪坐位，身体向左侧移，左臂屈肘支撑于瑜伽砖上，重心移动至左脚，脊柱呈反向侧凸，头部和脊柱保持一条直线，右手置于右肩上方，手臂旋后；②鼻子向左后方凹陷处吸气使其鼓起，呼气维持并发出"嘶"或

"喊"的声音,同时保持凹陷处不塌陷;③呼气时左臂推地,右臂旋后发力,左手向下、向后压拉,但不产生位移。

注意事项:注意吸气过程,每次吸气使凹陷处达到最大充盈;注意头部与脊柱要始终保持一条直线。

训练频次:6～8组,每组10次,组间歇1分钟。

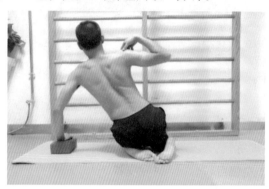

跪坐位训练

4)单腿跪位训练。

动作要领:①单腿跪姿,右腿伸直支撑,左手置于腰间,右手置于右肩上方,手臂旋后,身体向左侧移,脊柱呈反向侧凸,头部和脊柱保持一条直线;②鼻子向左后方凹陷处吸气使其鼓起,呼气维持并发出"嘶"或"喊"的声音,同时保持凹陷处不塌陷;③呼气时右臂旋后发力,头部沿脊柱方向向上抻拉,右侧支撑腿保持稳定。

注意事项:注意吸气过程,每次吸气使凹陷处达到最大充盈;注意头部与脊柱要始终保持一条直线。

训练频次:6～8组,每组10次,组间歇1分钟。

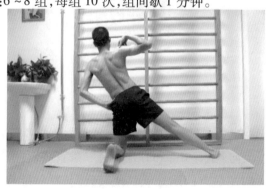

单腿跪位训练

5)侧坐位训练。

动作要领:①侧向肋木正坐于瑜伽球或凳子上,左手及小臂置于肋木上,右手置于右肩上方,手臂旋后,身体向左侧移,脊柱呈反向侧凸,头部和脊柱保持一条直线;②鼻子向左后方凹陷处吸气使其鼓起,呼气维持并发出"嘶"或"喊"的声音,同时保持凹陷处不塌陷;③呼气时右臂旋后发力,左手向后拉,但不产生位移,头部沿脊柱方向向上抻拉,骨盆和下肢保持稳定。

注意事项:注意吸气过程,每次吸气使凹陷处达到最大充盈;注意头部与脊柱要始终保持一条直线。

训练频次:6~8 组,每组 10 次,组间歇 1 分钟。

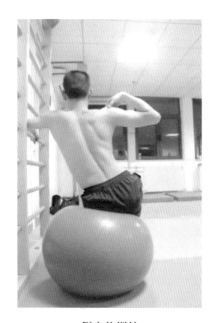

侧坐位训练

6)正坐位训练。

动作要领:①面向肋木正坐于瑜伽球或凳子上,重心左移,左手置于肋木上,右手反向抓握上一肋木,脊柱呈反向侧凸,头部和脊柱保持一条直线;②鼻子向左后方凹陷处吸气使其鼓起,呼气维持并发出"嘶"或"喊"的声音,同时保持凹陷处不塌陷;③呼气时右臂向下拉,左手向侧方推,但不产生位移,头部沿脊柱方向向上抻拉,骨盆和下肢保持稳定。

注意事项:注意吸气过程,每次吸气使凹陷处达到最大充盈;注意头部与脊柱要始终保持一条直线。

训练频次:6～8 组,每组 10 次,组间歇 1 分钟。

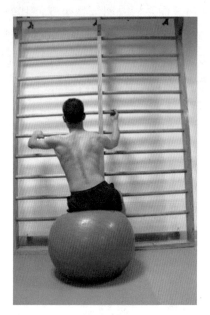

正坐位训练

7)单腿站位训练。

动作要领:①单腿支撑站立,右脚脚尖向前置于肋木,左手置于腰间,右手置于右肩上方,手臂旋后,身体向左侧移,脊柱呈反向侧凸,头部和脊柱保持一条直线;②鼻子向左后方凹陷处吸气使其鼓起,呼气维持并发出"嘶"或"喊"的声音,同时保持凹陷处不塌陷;③呼气时右臂旋后发力,但不产生位移,头部沿脊柱方向向上抻拉,骨盆和下肢保持稳定。

注意事项:注意吸气过程,每次吸气使凹陷处达到最大充盈;注意头部与脊柱要始终保持一条直线。

训练频次:6～8 组,每组 10 次,组间歇 1 分钟。

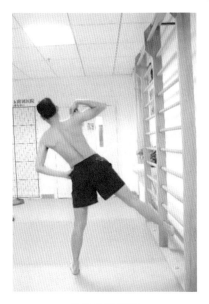

单腿站位训练

（4）Ⅰc型侧弯

1）右侧卧位训练。

动作要领：①右侧卧位，右手置于枕下，左手自然放于体侧，右腿屈膝、屈髋，左腿伸直；②沙袋置于凸侧腰部，高度调整至使凸侧脊柱反屈或患者出现轻度不适；③嘱患者向腰部凹陷处吸气，然后发出"嘶""嘻"或"呲"的声音呼气，同时左脚向下蹬，过程中尽量保持胸廓矫正形态，如此反复。

注意事项：注意吸气过程，每次吸气使凹陷处达到最大充盈。

训练频次：6～8组，每组10次，组间歇1分钟。

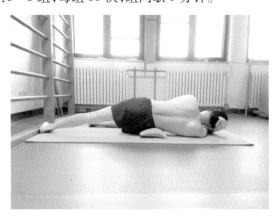

右侧卧位训练

2）仰卧位训练。

动作要领：①仰卧位，右腿屈膝屈髋，左腿伸直；②以顶椎为中心沙袋置于腰部，高度调整至患者出现轻度不适；③嘱患者向腹部吸气，然后呼气并发出"嘶""嘻"或"呲"的声音，同时左腿向远处蹬伸，过程中尽量保持胸廓矫正形态，如此反复。

注意事项：注意吸气过程，每次吸气使凹陷处达到最大充盈。

训练频次：6～8组，每组10次，组间歇1分钟。

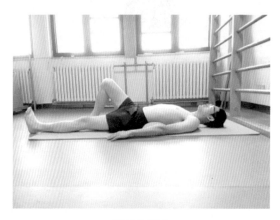

仰卧位训练

3）四点位训练。

动作要领：①四点跪位，左腿伸直微向右侧倾，右腿和手臂支撑；②嘱患者向腰部凹陷处吸气，然后呼气并发出"嘶""嘻"或"呲"的声音，过程中尽量保持胸廓矫正形态，如此反复。

注意事项：注意吸气过程，每次吸气使凹陷处达到最大充盈。

训练频次：6～8组，每组10次，组间歇1分钟。

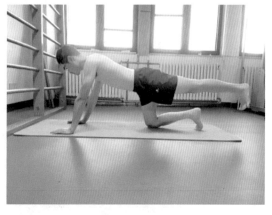

四点位训练

4）坐位自我矫正训练。

动作要领：①正坐在凳子上，双手交叉胸前置于肩部，锁定胸椎；②躯干向左侧旋转至最大，然后向左侧移至最大；③固定腰椎不动，上躯干回正；④头部上顶，抻拉脊柱，此时背部能够感受到一侧肌肉发紧；⑤躯干在呼气时前倾，吸气时后仰，过程中保持脊柱平直，头部和脊柱呈一条直线。

注意事项：注意吸气过程，每次吸气使凹陷处达到最大充盈。

训练频次：6～8组，每组10次，组间歇1分钟。

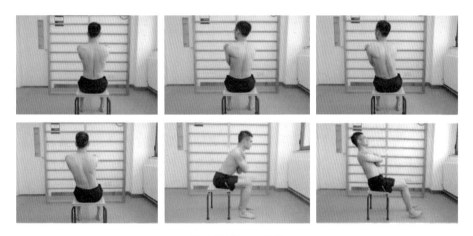

坐位自我矫正训练

（5）Ⅱa型、Ⅱc型侧弯

1）右侧卧位训练。

动作要领：①右侧卧位，右手伸直抓握肋木，左手置于左侧肩部、外旋，右腿屈膝、屈髋，左腿伸直；②沙袋置于下弯，高度调整至反屈或患者出现轻度不适；③嘱患者向凹陷处吸气，然后呼气并发出"嘶""嘻"或"呲"的声音，同时左腿向远处蹬伸，左手用力外旋，右手拉肋木，过程中尽量保持胸廓矫正形态，如此反复。

注意事项：注意吸气过程，每次吸气使凹陷处达到最大充盈。

训练频次：6～8组，每组10次，组间歇1分钟。

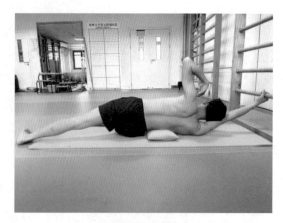

右侧卧位训练

2）仰卧位训练。

动作要领：①仰卧位，屈膝、屈髋，右手伸直抓握肋木，左手自然放于右侧肋骨上；②沙袋置于下弯凸侧，高度调整至患者出现轻度不适；③嘱患者向凹陷处吸气，然后呼气并发出"嘶""嘻"或"呲"的声音，同时右手拉肋木，过程中尽量保持胸廓矫正形态，如此反复。

注意事项：注意吸气过程，每次吸气使凹陷处达到最大充盈。

训练频次：6~8组，每组10次，组间歇1分钟。

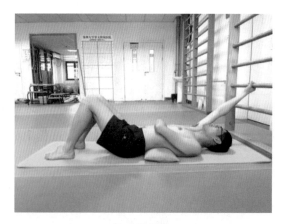

仰卧位训练

3）坐位训练。

动作要领：①坐位，左侧手臂屈肘90°，小臂外旋抓握肋木，右手伸直抓握肋木，身体向左侧平移，左腿自然放于体侧，右腿支撑地面，脊柱保持抻拉状态；②嘱患者向凹陷处吸气，然后呼气并发出"嘶""嘻"或"呲"的声音，同时双手拉肋木，过程中尽量保持胸廓矫正形态，如此反复。

注意事项：注意吸气过程，每次吸气使凹陷处达到最大充盈。

训练频次：6～8组，每组10次，组间歇1分钟。

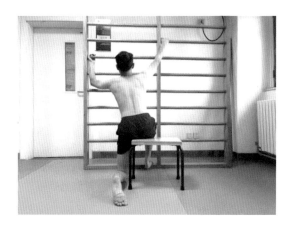

坐位训练

（6）Ⅱb型侧弯

1）右侧卧位训练。

动作要领：①右侧卧位，沙袋置于主弯弧顶；②左侧手臂上举置于耳侧，右腿伸直勾脚尖；③用鼻子向左后方肋骨和右后方腰部凹陷处吸气使其鼓起，呼气维持并发出"嘶"或"喊"的声音，同时保持凹陷处不塌陷；④呼气时左手向上、右脚向下相背用力，呼气结束后放松。

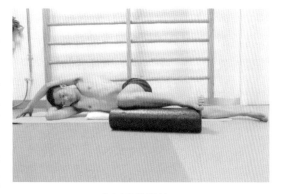

右侧卧位训练

注意事项:注意吸气过程,每次吸气使凹陷处达到最大充盈。

训练频次:6~8 组,每组 10 次,组间歇 1 分钟。

2)左侧卧位训练。

动作要领:①左侧卧位,左臂屈肘支撑垫上,右手置于右肩上方,手臂旋后,右腿伸直,左腿屈膝屈髋90°,脊柱呈反向侧凸;②用鼻子向左后方肋骨和右后方腰部凹陷处吸气使其鼓起,呼气维持并发出"嘶"或"喊"的声音,同时保持凹陷处不塌陷;③呼气时左臂推地右臂旋后发力,右脚向下蹬。

注意事项:注意吸气过程,每次吸气使凹陷处达到最大充盈。

训练频次:6~8 组,每组 10 次,组间歇 1 分钟。

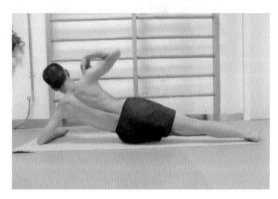

左侧卧位训练

3)跪坐位训练。

动作要领:①跪坐位,身体向左侧移,左臂屈肘支撑于瑜伽砖上,重心移动至右脚,脊柱呈反向侧凸,头部和脊柱保持一条直线,右手置于右肩上方手臂旋后;②用鼻子向左后方肋骨和右后方腰部凹陷处吸气使其鼓起,呼气维持并发出"嘶"或"喊"的声音,同时保持凹陷处不塌陷;③呼气时左臂推地右臂旋后发力,左手向下向后压拉,但不产生位移。

注意事项:注意吸气过程,每次吸气使凹陷处达到最大充盈;注意头部与脊柱要始终保持一条直线。

训练频次:6~8 组,每组 10 次,组间歇 1 分钟。

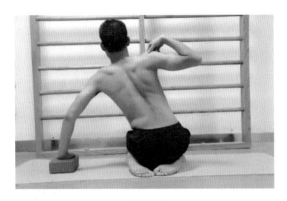

跪坐位训练

4) 单腿跪位训练。

动作要领:①单腿跪姿,右腿伸直支撑向下蹬,左手置于腰间,右手置于右肩上方,手臂旋后,身体向左侧移,脊柱呈反向侧凸,头部和脊柱保持一条直线;②用鼻子向左后方肋骨和右后方腰部凹陷处吸气鼓起,呼气维持并发出"嘶"或"喊"的声音,同时保持凹陷处不塌陷;③呼气时右臂旋后发力,右脚向下蹬,头部沿脊柱方向向上抻拉,右侧支撑腿保持稳定。

注意事项:注意吸气过程,每次吸气使凹陷处达到最大充盈;注意头部与脊柱要始终保持一条直线。

训练频次:6~8组,每组10次,组间歇1分钟。

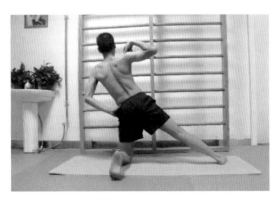

单腿跪位训练

5）侧坐位训练。

动作要领：①侧向肋木正坐在瑜伽球或凳子上，左手置于肋木上，右手置于右肩上方，手臂旋后，右腿屈膝伸髋，身体向左侧移，脊柱呈反向侧凸，头部和脊柱保持一条直线；②用鼻子向左后方肋骨和右后方腰部凹陷处吸气鼓起，呼气维持并发出"嘶"或"喊"的声音，同时保持凹陷处不塌陷；③呼气时右臂旋后发力，左手向后拉，但不产生位移，头部沿脊柱方向向上抻拉，右腿向下发力，骨盆和下肢保持稳定。

注意事项：注意吸气过程，每次吸气使凹陷处达到最大充盈；注意头部与脊柱要始终保持一条直线。

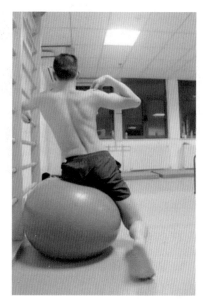

侧坐位训练

训练频次：6~8 组，每组 10 次，组间歇 1 分钟。

6）正坐位训练。

动作要领：①面向肋木正坐在瑜伽球或凳子上，重心左移，左手抓握肋木，右手反向抓握置于上一肋木，右腿屈膝伸髋，脊柱呈反向侧凸，头部和脊柱保持一条直线；②用鼻子向左后方肋骨和右后方腰部凹陷处吸气使其鼓起，呼气维持并发出"嘶"或"喊"的声音，同时保持凹陷处不塌陷；③呼气时右臂向下拉，左手向侧方推，但不产生位移，头部沿脊柱方向向上抻拉，右腿向下发力，骨盆和下肢保持稳定。

注意事项：注意吸气过程，每次吸气使凹陷处达到最大充盈；注意头部与脊柱要始终保持一条直线。

训练频次：6~8 组，每组 10 次，组间

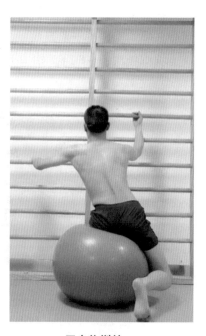

正坐位训练

歇1分钟。

7）单腿站位训练。

动作要领：①单腿支撑站立，右脚脚尖向上置于肋木上，左手置于腰间，右手置于右肩上方，手臂旋后，身体向左侧移，脊柱呈反向侧凸，头部和脊柱保持一条直线；②用鼻子向左后方肋骨和右后方腰部凹陷处吸气使其鼓起，呼气维持并发出"嘶"或"喊"的声音，同时保持凹陷处不塌陷；③呼气时右臂旋后发力，但不产生位移，头部沿脊柱方向向上抻拉，右脚向下蹬，骨盆和下肢保持稳定。

注意事项：注意吸气过程，每次吸气使凹陷处达到最大充盈；注意头部与脊柱要始终保持一条直线。

训练频次：6~8组，每组10次，组间歇1分钟。

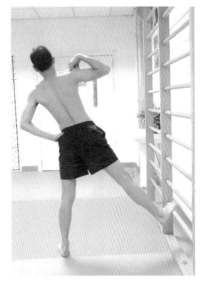

单腿站位训练

（7）Ⅲ型侧弯

1）右侧卧位训练。

动作要领：①右侧卧位，沙袋置于主弯弧顶；②左侧手臂上举置于耳侧，右腿伸直勾脚尖；③用鼻子向左后方肋骨和右后方腰部凹陷处吸气使其鼓起，呼气维持并发出"嘶"或"喊"的声音，同时保持凹陷处不塌陷；④呼气时左手向上、右脚向下相背用力，呼气结束后放松。

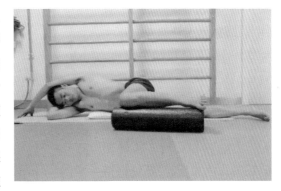

右侧卧位训练

注意事项：注意吸气过程，每次吸气使凹陷处达到最大充盈。

训练频次：6~8组，每组10次，组间歇1分钟。

2）左侧卧位训练。

动作要领：①左侧卧位，左臂屈肘支撑垫上，右手置于右肩上方，手臂旋后，右腿伸直，左腿屈膝屈髋90°，脊柱呈反向侧凸；②用鼻子向左后方肋骨和右后方腰部凹陷处吸气使其鼓起，呼气维持并发出"嘶"或"喊"的声音，同时保持凹陷处不塌陷；③呼气时左臂推地，右臂旋后发力，右脚向下蹬。

注意事项：注意吸气过程，每次吸气使凹陷处达到最大充盈。

训练频次：6~8组，每组10次，组间歇1分钟。

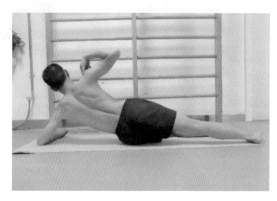

左侧卧位训练

3）跪坐位训练。

动作要领：①跪坐位，身体向左侧移，左臂屈肘支撑于瑜伽砖上，重心移动至右脚，脊柱呈反向侧凸，头部和脊柱保持一条直线，右手置于右肩上方，手臂旋后；②用鼻子向左后方肋骨和右后方腰部凹陷处吸气使其鼓起，呼气维持并发出"嘶"或"喊"的声音，同时保持凹陷处不塌陷；③呼气时左臂推地，右臂旋后发力，左手向下、向后压拉，但不产生位移。

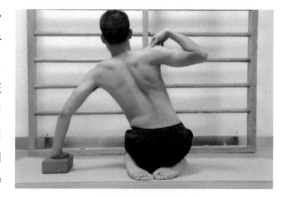

跪坐位训练

注意事项：注意吸气过程，每次吸气使凹陷处达到最大充盈；注意头部与脊柱要始终保持一条直线。

训练频次:6~8组,每组10次,组间歇1分钟。

4)单腿跪位训练。

动作要领:①单腿跪姿,右腿伸直支撑向下蹬,左手置于腰间,右手置于右肩上方,手臂旋后,身体向左侧移,脊柱呈反向侧凸,头部和脊柱保持一条直线;②用鼻子向左后方肋骨和右后方腰部凹陷处吸气使其鼓起,呼气维持并发出"嘶"或"喊"的声音,同时保持凹陷处不塌陷。③呼气时右臂旋后发力,右脚向下蹬,头部沿脊柱方向向上抻拉,右侧支撑腿保持稳定。

注意事项:注意吸气过程,每次吸气使凹陷处达到最大充盈;注意头部与脊柱要始终保持一条直线。

训练频次:6~8组,每组10次,组间歇1分钟。

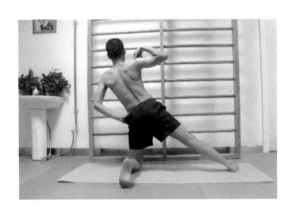

单腿跪位训练

5)侧坐位训练。

动作要领:①侧向肋木正坐在瑜伽球或凳子上,左手置于肋木,右手置于右肩上方,手臂旋后,右腿屈膝伸髋,身体向左侧移,脊柱呈反向侧凸,头部和脊柱保持一条直线;②用鼻子向左后方肋骨和右后方腰部凹陷处吸气使其鼓起,呼气维持并发出"嘶"或"喊"的声音,同时保持凹陷处不塌陷;③呼气时右臂旋后发力,左手向后拉,但不产生位移,头部沿脊柱方向向上抻拉,右腿向下发力,骨盆和下肢保持稳定。

注意事项:注意吸气过程,每次吸气使凹陷处达到最大充盈;注意头部与脊柱要始终保持一条直线。

训练频次:6~8组,每组10次,组间歇1分钟。

6）正坐位训练。

动作要领：①面向肋木正坐在瑜伽球或凳子上，重心左移，左手抓握肋木，右手反向抓握置于上一肋木，右腿屈膝伸髋，脊柱呈反向侧凸，头部和脊柱保持一条直线；②用鼻子向左后方肋骨和右后方腰部凹陷处吸气使其鼓起，呼气维持并发出"嘶"或"喊"的声音，同时保持凹陷处不塌陷；③呼气时右臂向下拉，左手向侧方推，但不产生位移，头部沿脊柱方向向上抻拉，右腿向下发力，骨盆和下肢保持稳定。

注意事项：注意吸气过程，每次吸气使凹陷处达到最大充盈；注意头部与脊柱要始终保持一条直线。

训练频次：6～8 组，每组 10 次，组间歇 1 分钟。

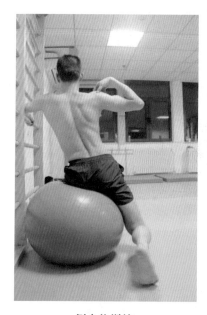
侧坐位训练

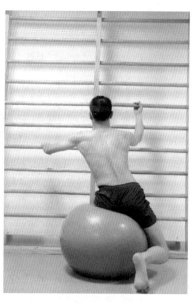
正坐位训练

7）单腿站位训练。

动作要领：①单腿支撑站立，右脚脚尖向上置于肋木上，左手置于腰间，右手置于右肩上方，手臂旋后，身体向左侧移，脊柱呈反向侧凸，头部和脊柱保持一条直线；②用鼻子向左后方肋骨和右后方腰部凹陷处吸气使其鼓起，呼气维持并发出"嘶"或"喊"的声音，同时保持凹陷处不塌陷；③呼气时右臂旋后发力，但不产生位移，头部沿脊柱方向向上抻拉，右脚向下蹬，骨盆和下肢保持稳定。

注意事项:注意吸气过程,每次吸气使凹陷处达到最大充盈;注意头部与脊柱要始终保持一条直线。

训练频次:6~8组,每组10次,组间歇1分钟。

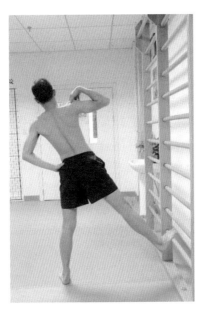

单腿站位训练

如果在所有治疗后，弯弧仍然继续增加，Cobb 角超过 50°，医生可能会建议患者接受手术治疗，通过手术把侧弯的脊柱拉直，防止病情进一步恶化。

医生会根据患者具体情况，选择最小的手术创伤来阻止脊柱畸形进展、矫正脊柱畸形，尽可能地减少脊柱融合节段。手术方法主要有脊柱融合术、生长棒治疗、脊柱侧弯生长调节术等。

（一）脊柱融合术

目的是让椎体融合在一起，不再能够独立移动。

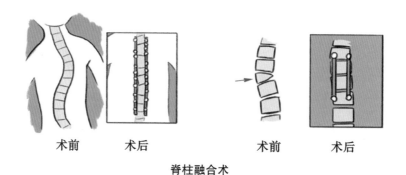

术前　　　　术后　　　　　　　术前　　　　术后

脊柱融合术

（二）生长棒治疗

如果脊柱侧弯角度在生长发育高峰期进展迅速，可以沿着脊柱连接一个或两个生长棒，并随着孩子的成长而调整长度。

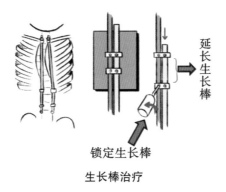

延长生长棒

锁定生长棒

生长棒治疗

（三）脊柱侧弯生长调节术

该手术通过小切口进行,随着孩子的成长,脊柱慢慢变直。

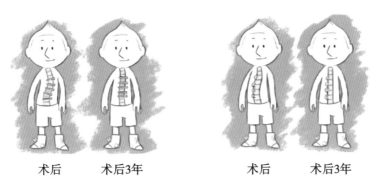

术后　术后3年　　术后　术后3年

脊柱侧弯生长调节术

（四）术后康复训练

我们常形容做过脊柱侧弯矫形手术的患者为"人为的竹竿病"。因为脊柱侧弯矫形手术后,患者不能拥有正常的脊柱运动,直立状态下的平衡功能会有一定程度下降,这就增加了摔倒和下肢扭伤的风险。同时背部肌肉因为缺少运动,会发生一定程度的失用性肌萎缩。因此,为了预防以上情况的发生,最大程度地改善全身运动功能,需要进行术后运动康复训练(训练方法可参考前面章节肌力训练部分及脊柱稳定控制训练中的燕式平衡、坐姿拍击、原地爬行、单腿硬拉、深蹲、弓步蹲、箭蹲跳、高抬腿等动作)。

(金兵站　李腾霖　时丽娜　解　益　杨作辉　刘　巍)

参考文献

[1]NEGRINI S,DONZELLI S,AULISA A G,et al. 2016 SOSORT guidelines:orthopaedic and rehabilitation treatment of idiopathic scoliosis during growth [J]. Scoliosis and Spinal Disorders,2018,13:3.

[2]ADDAI D,ZARKOS J,BOWEY A J. Current concepts in the diagnosis and management of adolescent idiopathic scoliosis. [J]. Childs Nerv Syst,2020, 36(6): 1111–1119.

[3]HEEMSKERK J L, DE GROOT C, WILLIGENBURG N W,et al. Screening for adolescent idiopathic scoliosis is more accurate when performed by healthcare professionals compared to untrained parents: a diagnostic accuracy study. [J]. Eur Spine J,2022,31(9):2339–2347.

[4]WATANABE K, MICHIKAWA T, YONEZAWA I,et al. Physical activities and lifestyle factors related to adolescent idiopathic scoliosis. [J]. J Bone Joint Surg Am,2017,99(4): 284–294.

[5]沈洁,周璇,陈楠,等. 特发性脊柱侧弯非手术治疗研究热点的可视化分析[J].中华全科医师杂志,2021,20(6): 668–675.

[6]韩林东,李明.青少年特发性脊柱侧弯非手术治疗研究进展[J].医学信息,2018,31(8): 28–30.

[7]蒋志成,徐慧琼,万宇辉,等. 儿童青少年脊柱弯曲异常筛查研究进展[J].中国学校卫生,2021,42(2):5.

[8]中华人民共和国国家卫生和计划生育委员会,中国国家标准化管理委员会. 儿童青少年脊柱弯曲异常的筛查:GB/T 16133—2014[S]. 北京:中国标准出版社,2014.

[9]马军.《儿童青少年脊柱弯曲异常防控技术指南》解读[J].中国学校卫生,2022,43(2):165–170,175.

[10]李冠彦,张盛强.推拿结合四维牵引治疗腰椎间盘突出症合并脊柱侧弯疗效观察[J].实用中医药杂志,2019,35(2):218-220.

附 医疗救助资源介绍

2018 年 4 月,中华少年儿童慈善救助基金会与国内外知名医学专家、公益人士共同发起"脊柱侧弯救助项目",项目通过联合政府、学校、公益组织、医疗机构,对社会进行脊柱侧弯疾病危害宣传教育,对儿童青少年进行脊柱侧弯早期筛查,联合专家团队对阳性患儿提供科学干预措施,并为贫困家庭的患儿提供医疗援助。

脊柱侧弯救助项目本着"帮助社会远离脊柱侧弯危害"的宗旨,通过科普宣教、疾病筛查、干预救治等方式,切实帮助儿童、青少年在脊柱侧弯防治方面做到"早预防、早发现、早治疗",并提升社会对脊柱侧弯疾病的普遍认知与危害防范意识。

中华少年儿童慈善救助基金会

儿慈项〔2018〕3 号

关于成立[脊柱侧弯救助]项目的立项决定

根据中华儿慈会"以慈为怀、从善如流、呵护未来、促进和谐,传播公益理念,倡导慈善文化"的办会宗旨,按照基金会《章程》规定,经中华儿慈会秘书长办公会审议通过,决定设立【脊柱侧弯救助】项目,在全国开展脊柱侧弯筛查和宣教活动工作。

该项目自【2018】年【4】月【3】日开始,项目由中华儿慈会项目管理总部负责管理。

中华少年儿童慈善救助基金会

2018 年 4 月 26 日

郑州大学第五附属医院是中华少年儿童慈善救助基金会足脊防护专项基金合作单位,可为需要帮助的困难家庭提供资金支持,减轻家庭负担,帮助更多的儿童、青少年远离足脊疾病带来的困扰,提高运动能力,防治运动损伤与相关社会心理问题,促进其健康成长。

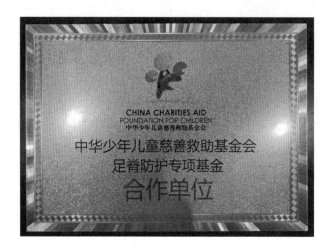